Md Rezaul Karim
Qiang Sun-Jiang Yuan
Yun Fu Wang

Fundamentos da prática clínica

Md Rezaul Karim
Qiang Sun-Jiang Yuan
Yun Fu Wang

Fundamentos da prática clínica

ScienciaScripts

Imprint

Any brand names and product names mentioned in this book are subject to trademark, brand or patent protection and are trademarks or registered trademarks of their respective holders. The use of brand names, product names, common names, trade names, product descriptions etc. even without a particular marking in this work is in no way to be construed to mean that such names may be regarded as unrestricted in respect of trademark and brand protection legislation and could thus be used by anyone.

Cover image: www.ingimage.com

This book is a translation from the original published under ISBN 978-620-2-06669-3.

Publisher:
Sciencia Scripts
is a trademark of
Dodo Books Indian Ocean Ltd. and OmniScriptum S.R.L publishing group

120 High Road, East Finchley, London, N2 9ED, United Kingdom
Str. Armeneasca 28/1, office 1, Chisinau MD-2012, Republic of Moldova, Europe
Printed at: see last page
ISBN: 978-620-7-91370-1

ÍNDICE DE CONTEÚDOS

Prefácio

A prática clínica é a parte mais vital e essencial de ser um clínico. Este livro destina-se aos estudantes do último ano e aos médicos internos/residentes clínicos que estão a exercer a sua atividade clínica no hospital.

Nele, o tratamento e o aconselhamento de problemas médicos e cirúrgicos comuns são enumerados e explicados de uma forma fácil e, ao mesmo tempo, tão informativa quanto possível. Os acrónimos são indicados no conteúdo sempre que necessário nos capítulos.

Todos os medicamentos são apresentados em tipos genéricos para que o livro possa ser utilizado a nível internacional. Todos os capítulos deste livro foram actualizados para incluir os medicamentos recentemente introduzidos.

Agradeço à minha querida pessoa que sempre me inspirou e acreditou em mim. Gostaria de expressar a minha gratidão ao meu supervisor e aos meus superiores hierárquicos por toda a orientação que me deram através da minha interação com eles.

Província de Hubei, R. P. China   **Dr. Md Rezaul Karim, MBBS, MD**

outubro, 2017   dr_mdrezaulkarim@yahoo.com

Capítulo 1

Medicina e assuntos afins

Pneumologia

UM DOENTE COM FALTA DE AR: COMO SE SEGUE

S Asma brônquica

S Doença Pulmonar Obstrutiva Crónica (DPOC)

S Pneumotórax

S Insuficiência ventricular esquerda (FVE)/Infarto agudo do miocárdio (IAM)

Cetoacidose diabética (CAD)

S Edema pulmonar/Tromboembolismo

S Insuficiência Renal Crónica (IRC)/Insuficiência Renal Aguda (IRA)ZUremia

S Reação de Conversão EmocionalZHistérica (HCR) / Perturbação Factícia (FD)

1.   ASMA BRÔNQUICA AGUDA GRAVE

- Dieta: Normal

- Melhor descanso com a posição apoiada

- O_2 inhalation stat & SOS (hyperbaric)

- Nebulização com (Brometo de Ipratrópio + Salbutamol) de hora a hora e de 6 em
6 horas

- Inj. Hidrocortisona 1 ampola IV de hora a hora e de 6 em 6 horas ou
Tab. Prednisolona 5mg 6+0+0 durante 10 dias

- Inalador. Salbutamol⁄ (Brometo de ipratrópio + Salbutamol) HFA

2 puffs x TDS

- Inalador. (Salmeterol + Fluticasona) 25/250

2 puffs x BD

- Antibiótico se houver indícios de infeção...

Tab. Cefuroxima 500mg

1+0+1 durante 7 dias

Tab. (Amoxicilina + Ácido clavulânico) 625mg

1+1+1 durante 7 dias

Inj. Cefuroxima 250mg/750mg/1,5gm 1 ampola IV de hora a hora e de 12 em 12 horas

- Cap. Omeprazol 20mg

1+0+1 meia hora A/C

Inj. Omeprazol 40mg 1 ampola IV de hora a hora e de 12 em 12 horas

- Fluido IV 5% DA 1000cc @ 30 d/m

- Se a resposta for fraca, adicionar...

Tab. Teofilina 400mg

1+0+0

ou

Inj. Aminofilina 1amp + 5% DA 500cc IV @ 8 d/m

- Em alguns casos.

Tab. Montelucaste 10mg

0+0+1

^ **Nota sobre o diagnóstico:**

- H/O ataque asmático anterior

- Alergia a H/O

- Despertar noturno

- Sibilância, roncos, som respiratório vesicular com expiração prolongada

2. DOENÇA PULMONAR OBSTRUTIVA CRÓNICA (COPD)

- Dieta: Normal

- Melhor descanso com a posição apoiada

- O_2 inhalation stat & SOS (hyperbaric)

- Nebulização com (Brometo de Ipratrópio + Salbutamol) de hora a hora e de 6 em 6 horas

- Inj. Hidrocortisona 1 ampola IV de hora a hora e de 6 em 6 horas ou,

Tab. Prednisolona 5mg 6+0+0 durante 10 dias

- Tab. (Amoxicilina + Ácido clavulânico) 625mg

1+1+1 durante 7 dias ou, Tab. Levofloxacina 500mg

0+0+1 durante 7 dias ou,

Tab. Ciprofloxacina 500mg

1+1+1 durante 7 dias

- Inalador. Salbutamol/(Brometo de ipratrópio + Salbutamol) HFA

2 puffs x TDS

- Inalador. (Salmeterol + Fluticasona) 25/250

2 puffs x BD

- Cap. Omeprazol 20mg

1+0+1 meia hora A/C

- Se houver mais crepitação/edema...

Inj. Frusemida 2 amp IV stat seguida de 1 amp IV de 12 em 12 horas (8 e 16 horas)

Inj. KT 1 amp IV gota a gota ou, Inf. Hartsol/Hartsol Plus 1000cc IV stat @ 20d/m

- Se Crepitação ligeira/menos grave Tab. (Frusemida + Espironolactona) 20/50

1+0+0

- Tab. Teofilina 200mg 1+0+1

Syp. Cloreto de Potássio 500mg/5ml (apenas se Frusemida +Spironolactona forem usados) ***

2 TSF x TDS

^ **Nota sobre o diagnóstico:**

- Fumar cigarros H/O

- Idade avançada

- Sem asma H/O

- Crepitação+++, Roncos, Sibilos

- Cianose da língua, olho congestionado, lacrimejar

- Corpulmonale se a DPOC apresentar edema

3. PNEUMONIA

- Dieta: Normal

- Melhor descanso com a posição apoiada

- O_2 inhalation stat & SOS (hyperbaric)

- Tab. Paracetamol 500mg

1+1+1 P/C

- Tab. Amoxicilina 500mg

1+1+1 durante 7 dias

ou

- Tab. (Amoxicilina + Ácido clavulânico) 625mg

1+1+1 durante 7 dias

- Tab. Claritromicina 500mg

1+0+1 durante 2 semanas

- Cap. Omeprazol 20mg

1+0+1 meia hora A/C

- Se a dor for intensa...

Inj. Cloridrato de Tramadol 100mg 1 amp IM stat seguido de

Cap. Cloridrato de Tramadol 50mg

1+0+1

- Em caso grave.

Inj. Ceftriaxona 2gm 1 frasco IV de 12 em 12 horas

ou

Inj. (Amoxicilina + Ácido clavulânico) 1,2 gm 1 frasco IV de 8 em 8 horas

^ **Nota sobre o diagnóstico:**

- Febre de grau elevado

- Dor no peito com ou sem tosse ou dispneia

Nota sobre a investigação:

- CBC

- RBS

- CXR P/A Vista

- Ensaio MT

- Escarro para AFB

4. ABSCESSO DE PULMÃO

- Dieta: Normal

- Melhor descanso

- Cap. Amoxicilina + Metronidazol

ou

Inj. Ceftriaxona 1gm 1 ampola IV stat e diariamente durante 10 dias

+

Inj./Tab. Metronidazol

1+1+1 durante 4 a 6 semanas

- Se não houver resposta...

o Antibiótico" de acordo com o CS

o Aspiração percutânea guiada por USG

- Tab. Multivitamínico/(Ferro + Ácido fólico + Complexo B + Vitamina C + Zinco) 1+0+1

- Drenagem postural com inspiração profunda e expiração forçada 2 vezes

∧ **Nota sobre o diagnóstico:**

- Febre e tosse

- Hemoptise

- Expetoração com mau cheiro

- Dor no peito ou dispneia

- Perda de peso/Anorexia/Clubbing

5. **DERRAME PLEURAL**

- Dieta: Normal

- Melhor descanso

- O_2 inalação, se necessário

- Aspiração de líquido pleural - Até 1,5 L numa única colocação

- Rx da causa subjacente - TB, Malignidade, Pneumonia, ctc

Nota sobre a investigação:

- CXR P/A Vista

- CBS

- Esputo para AFB, citologia

- Ensaio MT

- Análise do líquido pleural

- FNAC ou biópsia de um gânglio linfático

6. BRONQUITEÍTEASIS

- Dieta: Normal

- Melhor descanso

- Cápsula/aba. Ciprofloxacina 500 mg 1+1+1 durante 7 dias

- Cap. Omeprazol 20mg 1+0+1 meia hora A/C

- Tab. Prednisolona 5mg 6+0+0 durante 10 dias

- Rx sintomático

Se Crepitação/Edema - Tab. (Frusemida + Espironolactona) 20/50 1+1+0

Se tiver febre - Tab. Paracetamol 500mg

1+1+1 P/C

Em caso de dor - Tab. Cetorolac 10mg

1+0+1 P/C

Pode ser efectuada uma pneumonectomia parcial.

7. PNEUMOTÓRAX

- Se assintomático (<1/3 de colapso) Repouso na cama com posição apoiada Retirar a causa

- Se sintomático (<1/3) Colapso)

Inserção imediata de uma agulha percutânea de largo calibre (geralmente no 2º ou 3º espaço intercostal na linha médio-clavicular)

• Se sintomático (>1/3) Colapso)

Drenagem de selo de água (no espaço intercostal 5 /6^{thth} na linha axilar média com a ponta na direção apical)

8. INFECÇÃO DO TRACTO RESPIRATÓRIO (RTI)

• Dieta: Normal

• Cap. Amoxicilina 500mg

1+1+1 durante 7 dias

ou

Tab. Levofloxacina 500mg

0+0+1 durante 7 dias

ou

Tab. Azitromicina 500mg

0+0+1 durante 5 dias

ou

Tab. Gemifloxacina 325 mg

1+0+1 durante 7 dias

• Tab. Paracetamol 500mg

1+1+1 P/C

• Tab. Loratidina 10mg

0+0+1

ou

Tab. Desloratidina 5mg

0+0+1

9. TUBERCULOSE PULMONAR (PTB)

Categoria	Indicação	Regime Rx
1	• Novo esfregaço positivo • Novo PTB com esfregaço negativo • Extra PTB • Derrame pleural, pericárdio • Meningeal • TB espinal, TB intestinal, TB disseminada	Fase intensiva (diária): 4FDC-2 meses Fase de continuação (diária): 2FDC-4 meses
2	• Recaída • Tratamento após • Falha no tratamento	Fase Intensiva (Diária): tst 2meses- Inj. Estreptomicina IM diariamente próximos 3 meses- Rimstar 4- FDC Fase de continuação (diária): Próximos 5 meses- Remactazida + Etambutol

Composição da FDC

4FDC-INH 75mg +Rifampicina 150mg+Pirazinamida 400mg+ Etambutol 275mg

2FDC-INSH 75mg+Rifampicina 150mg

Dosagens de FDC

FDC	Peso em KG	Dose
4FDC	<27	De acordo com o peso corporal
	30-37	2

	38-45	3
	55-70	4
	>70	5
2FDC	30-37	1 Remactazida 300mg
	<50	1 Remactazida 450mg
	>50	1 Remactazida 300mg

Dosagens de estreptomicina

Peso em KG	Inj. Estreptomicina 1 amp 1V 1gm	Tab. Etambutol 400mg
30-37	500mg	2
38-45	750mg	3
55-70	1gm	4
A dose de estreptomicina não deve exceder 759 mg por dia após os 70 anos de idade		

Categoria -1 (Peso 45 kg)

- Dieta: Normal

- Tab. Rimstar 4FDC durante 2 meses

3+0+0 A/C

- Tab. Remactazid 450mg durante os próximos 2 meses

1+0+0 A/C

- Tab. Pyrovate durante 6 meses

0+0+1

- Tab. Prednisolona 10mg (para prevenir a aderência pleural)

2+2+0 durante 1 mês

2+1½+0 durante 1 semana

1½+1+0 durante 1 semana

1+1+0 para a semana

1+½+0 durante 1 semana

½+½+0 durante 1 semana

½+0+0 durante 1 semana

- Tab. Cálcio 500mg durante 2 meses

1+0+0 P/C

Categoria -2 (Peso 45 kg)

- Dieta: Normal

- Inj. Estreptomicina 1gm 2/3 amp IM diariamente durante 2 meses

- Tab. Rimstar 4FDC para os próximos 3 meses

3+0+0

- Tab. Remactazid 450mg durante os próximos 5 meses

1+0+0 A/C

- Tab. Pyruvate durante 6 meses

0+0+1

- Cap. Omeprazol 20mg

1+0+1 meia hora A/C

- Tab. Cálcio 500mg durante 2 meses

1+0+0 P/C

Nota de aconselhamento:

- Tomar os medicamentos regularmente conforme prescrito

- Consultar o médico mais próximo em caso de complicações, como urina amarelada, dores nos joelhos, visão turva, etc.

Cardiologia

1. ENFARTE AGUDO DO MIOCÁRDIO (AMI)

- Repouso total na cama

- Estatísticas de inalação de oxigénio e SOS

- Dieta: Líquida

- Spray de trinitrato de glicerol (GTN)

2 puffs S/L stat & SOL ou

Tab. Trinitrato de glicerol (GTN) 0,5 mg (se o doente for pobre)

1 comprimido S/L stat & SOS

- Cap. Omeprazol 20mg

1+0+1 A/C

- Tab. Aspirina + Clopidogrel

0+1+0 P/C

- Tab. Atorvastatina

0+0+1

- Tab. Mononitrato 20mg

1+1+0

ou

Tab. Trinitrato de glicerol (GTN)

1+0+1

- Tab. Trimetazidim

1+0+1

- Tab. Diazepam 5mg

0+0+1

• Inj. Sulfato de morfina 1 amp + 14cc D/W depois 5ml IV stat lentamente, se não houver alívio então 3 ml IV lentamente com um intervalo de 10 minutos pode ser administrado dentro de meia hora ao mesmo tempo a BP deve ser verificada e se cair então deve parar o Sulfato de Morfina.

• Inj. Ondansetron 1 amp IV/IM 15 minutos antes de administrar Sulfato de Morfina.

• Inj. Enoxaparina (60mg/80mg) - se o paciente vier > 12 horas

1 seringa s/c stat & BD

Se o doente se apresentar nas 12 horas seguintes

• Inj. Hidrocortisona 1 amp IV stat então

Inj. Streptokinase 1 frasco + Inf. 5% DA 100cc IV stat @ 25 d/m (sem injeção IM nas 12 horas seguintes de Streptokinase)

• Inj. Enoxaparina (60mg/80mg) após 12 de Injeção de Estreptoquinase

1 seringa s/c BD

Se a PA cair <80/50mmhg - O paciente entra em choque

• Inj. Cloridrato de dopamina 2 amp +5% DA 500ml IV stat @ 6-8 d/m

• Inj. Hidrocortisona 2 frascos IV stat

IM com bradicardia

• FC>40 b/m - 1amp atropina IV stat & SOS

• FC<40/m - 2 ampolas de atropina IV stat & SOS

IM com LVF

• Inj. Frusemida 2 amp/4 amp IV stat & SOS

• Cap. Cefradina 500mg

1+1+1+1

ou

Tab. Ciprofloxacina 500mg

1+0+1

2 . DOENÇA CARDÍACA ISQUÉMICA (DCI)

- Dieta: Normal

- Spray de trinitrato de glicerol (GTN)

2 puffs S/L stat & SOL

ou

Tab. Trinitrato de glicerol (GTN) 0,5 mg (se o doente for pobre)

1 comprimido S/L stat & SOS

- Cap. Omeprazol 20mg

1+0+1 A/C

- Tab. Aspirina + Clopidogrel

0+1+0 P/C

- Tab. Atorvastatina

0+0+1

- Tab. Mononitrato 20mg

1+1+0

ou

Tab. Trinitrato de glicerol (GTN)

1+0+1

- Tab. Trimetazidim

1+0+1

- Tab. Diazepam 5mg

0+0+1

- Se HTN- Tab. Ramipril 2,5 mg

0+0+1

3. INSUFICIÊNCIA CARDÍACA CONGESTIVA (ICC)

- Repouso na cama com posição apoiada
- Dieta: Líquida
- Estatísticas de inalação de oxigénio e SOS
- Inj. Hydrocortisone 2 vial IV stat
- Inj. Frusemida 2 amp IV stat & 12 hourly
- Cap. Omeprazol 20mg

1+0+1 A/C

- Tab. Trinitrato de glicerol (GTN)

1+0+1

- Antibiótico - Amoxicilina/Ciprofloxacina/Cefradina
- Tab. Digoxina 0,25 mg (Pode ser utilizado)

0+0+ ½ (sexta-feira e sábado livres)

- Anti-hipertensivo se HTN
- **Nota sobre o diagnóstico:**
- Dispneia
- Crepitação basal
- Edema da perna
- Dor no peito

4. FIBRILHAÇÃO AURICULAR (FA)

- Tab. Digoxina 0,25 mg

3+0+0 durante 5 dias e depois

1+0+0 (sexta-feira e sábado livres)

5. FIBRILHAÇÃO VENTRICULAR (VF)

- Choque de corrente contínua 200 joules

- Se não houver controlo - mais 300 joules

- Se controlo - 2% Lignocaína 100cc + 5% DA 400cc IV @ 5-8 d/m durante 24 horas

- Após 24 horas - Tab. Cloridrato de amiodarona 200mg 1+1+1

6. TAQUICARDIA SUPRAVENTRICULAR (SVT)

- Repouso na cama

- Estatística de inalação de oxigénio

- Inj. Adenosina 2 amp IV rapidamente stat (dentro de 2 segundos)

- Tab. Verapamil 40mg

1+1+1

- Inj. Diazepam 1 amp IM stat

- Se não houver resposta - Inj. Verapamil 10mg IV lentamente durante 5 a 10 minutos

- Se não houver resposta - choque de corrente contínua

7. TAQUICARDIA VENTRICULAR (VT)

- Repouso na cama

- Estatística de inalação de oxigénio

- Inj. Lignocaína a 2% 3-5cc em bolus stat durante 1 minuto

- Se não houver controlo, a colheita é feita após 5-10 minutos

- Se normal - manutenção por Inj. 2% Lignocaína 100cc + 5% DA 400cc IV @ 5-10 d/m durante 24 horas e depois 2% Lignocaína durante as 24 horas seguintes.

- Tab. Amiodarona 200mg

1+1+1 durante 7 dias

1+0+1 durante 7 dias

1+0+0 dose de manutenção

- Se não houver melhoria, então choque DC

8. CARDIOMIOPATIA ISQUÉMICA

- Tab. Clopidogrel 75mg

0+1+0

- Tab. Mononitrato 20mg

1+1+0

- Cap. Omeprazol 20mg

1+0+1 A/C

- Tab. Frusemida + Espironolactona

1+0+0

- Tab. Captopril 25mg

½ +0+½

- Tab. Digoxina 0,25 mg (Pode ser utilizado)

½ +0+ ½ (sexta-feira e sábado livres)

- Tab. Trinitrato de glicerol (GTN) 0,5 mg 1tab S/L

9. HIPERTENSÃO (HTN)

Terapia não medicamentosa/modificação do estilo de vida

- Redução de peso: Tentar IMC < 23

- Exercício físico: Diariamente, no mínimo 30 minutos/não suar

- Reduzir o consumo de sal: até 6 gm por dia

Reduzir o consumo de álcool

Ingerir alimentos que contenham K^+, Ca^{++} : Leite

Terapia medicamentosa

Etapa 1: Medicamento único

- Idade <55 anos: (Inibidor da ECA)

- Idade > 55 anos: Tiazida (1st linha), Inibidor da ECA (2nd linha), Canal Ca_{++}

Bloqueador (3rd line)

Etapa 2: Combinação

- Idade <55 anos: Inibidor da ECA + bloqueador dos canais de Ca_{++}

- Idade > 55 anos: Inibidor da ECA + tiazida

Passo-3: Inibidor da ECA + tiazida + bloqueador dos canais de Ca^{++}

Etapa 4: 3 medicamentos anteriores + 4 medicamentos adicionais[th] (bloqueador β)

Com co-morbilidade

- HTN com Angina estável

- Bloqueador β)

- Bloqueador dos canais Ca_{++}

- HTN com Síndrome Coronária Aguda (SCA)

- β-bloqueador)/Inibidor da ECA (Captopril de ação curta)

- OMI

- β-bloqueador + inibidor da ECA (o β-bloqueador é a 1st escolha na DIC)

- HTN com IC

- Diuréticos de alça

- Inibidor da ECA

(Não utilizar bloqueador β na IC, mas o carvedilol pode ser utilizado na IC estável)

- HTN com DM

- Se S. Creatinina > 3mg/dl então 130/80mmhg deve iniciar Rx

- Se a S. Creatinina estiver normal, então 140/90mmhg deve iniciar o Rx

- Se os IECA forem intolerantes, utilizar um bloqueador dos receptores da angiotensina (BRA) # Utilizar IECA se a creatinina S. for inferior a 3 mg/dl

- HTN com DCV

- Inibidor da ECA

- Se mais um, então tiazida

HTN maligna/Emergência hipertensiva

Quando a HTN está associada a lesão de órgãos terminais

- Inj. Labetalol 2mg/min (1 amp = 10ml = 50mg)

5% DA 90ml + 1 amp IV @ 60 d/m ou

- Inj. Trinitrato de glicerol (GTN) - 100 u/min

5% DA 500ml + 1 amp IV @ 15 d/m

HTN isolada: > 140/<190 (geralmente em idade avançada)

- Bloqueador dos canais Ca^{++}

Resistência HTN

- Se a PA não diminuir com a utilização da combinação de 3 medicamentos + Diurético

- Reexcluir a causa secundária

- Medição da tensão arterial correcta ou incorrecta?

- Necessidade de verificar se o doente ingere sal ou não

- Ver se o diurético foi adicionado ou não e se a combinação é boa ou não

- Ver se o doente toma esteróides/OCP/AINEs.

Acompanhamento: Após atingir o objetivo pretendido, 3-6 meses.

^ **Nota sobre o diagnóstico:**

- ECG

- RBS

- Perfil lipídico

- S. Creatinina

- S. Electrólitos

- S. Ureia

- Urina R/M/E

- Investigação específica da HTN secundária

^ **Nota sobre o cuidado:**

- Se o órgão-alvo não estiver danificado, então Rx por via oral e reduzir a PA lentamente ao longo de 48 a 72 horas. (Risco de isquémia)

- Evitar a mudança súbita de medicamento

- Antes de iniciar os medicamentos: avaliar o estilo de vida do doente ou qualquer fator de risco; identificar se existe alguma causa secundária envolvida; identificar o órgão-alvo.

- Diagnóstico de HTN (pelo menos 2 consultas clínicas e 2 medições da PA com um intervalo de 5 minutos de cada vez).

Gastroenterologia

1. **GASTRITE AGUDA (INTOXICAÇÃO ALIMENTAR)**

- Inf. NS/Cholera Saline 1000cc IV @ 30 d/m

- Inj. Ciprofloxacina 100ml saco IV stat & 12 hourly

- Inj. Metronidazol 1 frasco Iv stat e 8 horas por dia

- Inj. Omeprazol 40mg I frasco para injectáveis de hora a hora e de 12 em 12 horas

- Inj. Ondansetron 1 amp IV stat & SOS

2. GASTRITE CRÓNICA/ÚLCERA GÁSTRICA

<u>Método Um</u>

- Tira Pylotrip - 7 a 10 dias

1   tira - 4 separadores x BD

- Tab. Lansoprazol

1+0+1 A/C durante 2 meses

<u>Método Dois</u>

- Cap. Amoxicilina 500mg

1+1+1 durante 7 a 14 dias

ou

Cap. Claritromicina 500mg

1+0+1 durante 7 a 14 dias

- Tab. Metronidazol 400mg

1=1+1 durante 7 dias

- Cap. Omeprazol 20mg

1+0+1 A/C durante 2 meses

3. ÚLCERA PÉPTICA AGUDA (PUP)

- Dieta: NPO TFO

- Inf. 5% DA 1000cc + 5% DNS 1000cc IV @ 20 d/m

- Inj. Esomeprazol 40mg 1 ampola IV de hora a hora e de 12 em 12 horas

- Inj. Metilsulfato de Tiemónio 1 amp IM de hora a hora e 8 horas

- Inj. Ondansetron 1 amp IV stat & SOS

4. HEMATÉMESE/MALENA

- Repouso total na cama

- NPO TFO

- Inf. HS 2000cc + 5% DA 1000cc IV em curso

- O$_2$ Inalação, se necessário

- Inj. Amoxicilina 1 ampola IV de hora a hora e de 8 em 8 horas

- Inj. Omeprazol 40mg 1 ampola IV de hora a hora e de 12 em 12 horas

- Se portal Hipertensão

Tab. Cloridrato de propranolol 40mg

½+0+½

- Inj. Fitomenadiona (Vitamina K1) 10 ml 1 ampola gota a gota IV lenta durante 3 dias

- Inj. Ácido tranexâmico 1 ampola IV lenta de hora a hora e de 6 em 6 horas

- Registar os sinais vitais

- Providências imediatas para a transfusão de sangue

Nota sobre a investigação:

- Endoscopia do TGI superior

- Grupos sanguíneos e compatibilidade cruzada

- CBC, PBF

- USG do sistema hepatobiliar e do pâncreas

5. HEMOPTÍASE

- Dieta: Normal

- Inj. HS 1000cc IV @ 20 d/m

- Tampa. Amoxicilina 500 mg (nunca administrar ciprofloxacina se houver suspeita de TB, uma vez que mascara a AFB)

1+1+1

- Inj. Ácido Tranexâmico 1 amp IV stat seguido de Tab. Ácido Tranexâmico

1+1+1

- Tab. Diazepam 0+0+1

Nota sobre a investigação:

- CBC

- CXR P/A Vista

- Ensaio MT

- Esputo para AFB e células malignas

- RBS

- S. Creatinina

6. DISPEPSIA NÃO ULCEROSA

- Dieta: Doce, gordura e leite restritos

- Tab. Amitriptilina 25mg

0+0+1

- Cap. Omeprazol 20mg

1+0+1 A/C

- Tab. Domperidona 10mg

1+1+1 A/C

- Tab. (Óxido de alumínio + Hidróxido de magnésio)

1+1+1 P/C ou

Tab. Magaldrato

1+1+1 P/C

- Psicoterapia

7. ANTI-FLATULENTO

- Syp. (Óxido de alumínio + Hidróxido de magnésio + Simeticone) ½ TSF x TDS

- Tab. (Óxido de alumínio + Hidróxido de magnésio + Simeticone) 1+1+1

8. DOENÇA DO REFLUXO GASTRO-ESOFÁGICO (DRGE)

- Rx não medicamentoso da DRGE

-Redução de peso, deixar de fumar, evitar alimentos gordos

- Medicamentos Rx da DRGE

- Tab. Domperidona 10mg

1+1+1 A/C

- Cap. Omeprazol 20mg

1+0+1 A/C

9. COLITE ULCEROSA (UC)

- Tab. Prednisolona 10mg

2+2+0

- Tab. Sulfassalazina 500mg

½+0+½ para 1st semana

1+0+1 para 2nd semana

2+0+2 continuação

- Solução salina oral (SRO) Conforme a necessidade

10. SÍNDROME DO INTESTINO IRRITÁVEL (IBS)

- Solução salina oral (SRO) Conforme a necessidade

- Tab. Alverina

1+1+1

ou

Cap. Loperamida 200mg

1+1+1

Tab. Amitriptilina 25mg

0+0+1

11. ÚLCERA DE APTHUS

* Tab. Prednisolona 5mg

1+1+1 (no local da laceração)

* Amlexanox Oral Paste - Aplicar 3 a 4 vezes por dia

* Colutório de iodopovidona a 1% 3 vezes por dia

* Tab. Vitamina C 250mg

1+0+1

Hepatologia

1. ABSCESSO DO FÍGADO

* Dieta: Normal

* Tab. Ciprofloxacina 500mg

1+0+1

* Tab. Metronidazol 400mg

2+2+2

* Cap. Omeprazol 20mg

1+0+1 A/C

* Tab. Cloridrato de Tramadol 5mg (em caso de dor)

1+1+1

* Se o doente for tóxico-

Inj. Ciprofloxacina 100 ml 1 saco IV a cada 12 horas

Inj. Metronidazol 1½ saco IV a cada 8 horas

2. HEPATITE VIRAL AGUDA

- Dieta: Normal

- Repouso total na cama

- Syp. Lactulose

2 TSF x TDS

- Cap. Omeprazol 20mg

1+0+1 A/C

- Tab. Domperidona 10mg

1+1+1 A/C

- Inj. Fitomenadiona (Vitamina K1) 10mg 1 amp IV stat e diariamente durante 5 dias

- Outros são sintomáticos

Nota sobre a investigação:

- SGPT

- PT

- S. Bilirrubina

- USG de todo o abdómen

- HBsAg

3. DOENÇA HEPÁTICA CRÓNICA (DPC)

(Sem encefalopatia)

- Dieta: Restrição de sal

- Tab. Ciprofloxacina 500mg

1+0+1

- Cap. Omeprazol 20mg

1+0+1 A/C

- Tab. (Frusemida + Espironolactona)

1+1+0

- Syp. Lactulose

3 TSF x TDS

- Colher 2 L de líquido ascético todos os dias ou em dias alternados

- Atualizar o diagrama de E/S

- Se se queixar de dor abdominal/febre

Inj. Ceftriaxona 1gm 1 frasco IV a cada 12 horas

- Se a dor abdominal

Inj. Cloridrato de Tramadol 100mg 1 amp IM stat

Inj. Metilsulfato de Tiemónio 1 amp IV stat

4. ENCEFALOPATIA HEPÁTICA

- Dieta: Proteína, Diuréticos, Frutas, Sedativos 9excepto Midazolam) restritos

- Alimentação NG

- Inf. 5% DA 1000cc IV @ 20 d/m

- Inj. Ceftriaxona 2gm 1 ampola IV stat & daily

- Syp. Metronidazol

4 TSF x TDS

- Inj. Ranitidina 1 amp IV stat & 12 hourly

- Syp. Lactulose

3 TSF x TDS

- Inj. Fitomenadiona (Vitamina K1) 10mg 1 amp IV stat e diariamente durante 3 a 5 dias

- Se o paciente estiver inquieto - consultar o sénior e dar

Inj. Midazolam 7,5 mg ½ amp IV/IM stat

Nota sobre a investigação:

- SGPT

- PT

- S. Bilirrubina

- S. Albumina, rácio AG

- USG de todo o abdómen

- HBsAg

- Estudo do fluido asiático

5. PANCREATITE AGUDA

- Dieta: NPO TFO

- Inf. NS 1000cc + 5% DNS 200cc IV stat @ 20 d/m

- Inj. Ceftriaxona 1 gm IV a cada 12 horas

Ou

Inj. Cefuroxima 1,5 g IV a cada 8 horas

- Inj. Omeprazol 40mh I frasco IV de hora a hora e de 12 em 12 horas

- Inj. Ketorolac 30mg 1 amp IM stat & 12 hourly

Nota sobre a investigação:

- HEMOGRAMA, VHS

- ECG

- USG do sistema hepatobiliar e do pâncreas

- S. Amilase - se dentro de 24 horas

- Amilase urinária - se mais de 24 horas

- RBS & S. O cálcio deve ser investigado antes da alta do doente

6. CARCINOMA HEPATOCELULAR (HCC)

- Dieta: Restrição de sal e proteínas

- Inf. 10% DA 1000cc IV @ 10 d/m

- Tab. Famotidina 20mg

1+0+1

- Cap. Amoxicilina

- Tab. Espironolactona 25mg

- Injeção percutânea de etanol - se o tumor for pequeno

7. ALTERAÇÃO GORDUROSA DO FÍGADO

- Dieta: Baixo teor de gordura

- Cap. Omeprazol 20mg

1+0+1 A/C

- Tab. Metilsulfato de tiemónio 1+1+1

- Tab. Cloridrato de Tramadol 10mg 1+1+1

- Tab. Albendazol

0+0+1

- Se aumentar o nível de TIG

Tab. Fenofibrato 200mg

Hematologia e Oncologia

- **UM DOENTE COM ANEMIA**

- O nível alvo de Hb deve ser de 10g/dl

- 1 unidade de sangue correto 5% Hb ou 1gm/dl

1. ANEMIA

- Transfusão de sangue de pelo menos 4 unidades (se Hb% 6gm/dl)

Ou

Tab. (Zinco + Sulfato ferroso + Ácido fólico) 1+0+1

- Rx de causa primária

2. ANEMIA APLÁSTICA

<u>Rx de apoio</u>

- Repouso na cama - possibilidade de IC, para evitar traumatismos

- Transfusão de sangue fresco até ao armazenamento

- Inj. Cefuroxima IV (IM é contraindicado) 250mg/750mg/1,5gm Ou,

Tab. Cefuroxima 125mg/250mg/500mg

Ou,

Syp. Cefuroxima 125mg/250mg/500mg

<u>Rx específico</u>

- Agente estimulante da medula óssea

- Transplante de medula óssea

3. AGENTE QUELANTE FE PARA DOENTES COM TALASSEMIA

- Inj. Desferal 500mg 2 frascos + Inf. 0,9% NaCl 1000cc IV @ 20 d/m

4. ANEMIA MACROCÍTICA

- Tab. (Zinco + Sulfato ferroso + Ácido fólico) 1+0+1 durante 3 semanas, seguido de 1+0+0 por semana, durante toda a vida

- Inj. Cyanomin 1000ugm 1 amp IM 3 mensalmente para uma vida longa

5. LYMPHOMA

<u>Programa de quimioterapia</u>

Dosagem do medicamento

- Vincristina 1,4 mg/m^2

- Ciclofosfamida 750mg/m^2

- Doxorrubicina 50mg/m^2

- Prednisolona 2mg/kg/dia

Pré-requisito

- O doente deve estar hidratado

- Devem ser efectuados testes de função hepática e renal

Duração

- Após 21 dias deve ser tomado cada ciclo durante 4 a 6 semanas

Rx.

- Inf. 5% DA 500cc IV stat @ 60 d/m

- Inj. Ondansetron 1 amp IV stat

- Inj. Ranitidina 1 amp IM stat

- Inj. Sulfato de Vincristina 2 frascos IV lentamente stat

- Inj. Ciclofosfamida 1 frasco para injectáveis + 5% DA 500cc IV @ 60 d/m

- Inj. Cloridrato de doxorrubicina 1½ frasco para injectáveis + 5% DA 500cc IV @ 60 d/m

- Tab. Prednisolona 20mg

3+2+0 P/C

- Tab. Alopurinol 100mg (para aumentar a secreção de ácido úrico) 1+0+1

6.   LINFOMA DE HODGKIN

Saco-1

- Inf. 5% DNS 500cc

+

Inj. Ondansetron 4 amp

Inj. Hidrocortisona 2 amp

Inj. Ranitidina 2 amp IV @ 60 d/m

- Inj. Sulfato de Vincristina 1 ml 2 frascos IV lentamente stat

Saco-2

- Inf. 5% DNS 500cc

+

Inj. Cloridrato de doxorrubicina 70mg (50mg e 10mg disponíveis) IV @ 40 d/m

Saco-3

- Inf. 5% DNS 500cc +

Inj. Ciclofosfamida 1gm IV @ 40 d/m

Tab. Prednisolona

2+2+1 durante 5 dias

Tab. Alopurinol 100mg 1+0+1 durante 7 dias

7.   LEUCEMIA ALEUCÉMICA

- Dieta: Normal

- Inj. Cefipima 1 gm 1 ampola IV de hora a hora e de 12 em 12 horas

- Inj. Metronidazol 100 ml 1 saco IV de hora a hora e de 8 em 8 horas

- Transfusão de sangue imediata

- Tab. Ácido fólico

0+1+0

- Tab. Omeprazol 20mg 1+0+1 A/C

- Colutório de iodopovidona a 1% - bochechar 2 vezes por dia

8. LEUCEMIA LINFOCÍTICA AGUDA (TODOS)

Apoio

- Dieta: Neutropenia

- Correção da anemia: Transfusão de sangue fresco (a meta de Hb% é 10mg/dl)

- Correção da infeção - Antibiótico de largo espetro

- Tab. Alopurinol 100mg (para a hiperuricemia) 1+0+0

- Cap. Omeprazol 20mg

1+0+1 A/C

- Se dor- Cap. Cloridrato de Tramadol

Específico: Quimioterapia

Curativo: Transplante de medula óssea

9. LEUCEMIA LINFOCÍTICA CRÓNICA (CML)

Apoio

- Dieta: Neutropenia

- Correção da anemia: Transfusão de sangue fresco (a meta de Hb% é 10mg/dl)

- Correção da infeção - Antibiótico de largo espetro

- Tab. Alopurinol 100mg (para hiperuricemia)

1+0+0

- Cap. Omeprazol 20mg

1+0+1 A/C

- Tab. Multivitamin & Multiminerals A-Z gold preparations 1+0+1

- Tab. Ácido fólico

0+0+1

Específico: Quimioterapia

Curativo: Transplante de medula óssea

Endocrinologia

1. HIPOGLICEMIA

- LD- Inf. 25% Glucose IV em curso

- MD- Inf. 10% DA 1000cc @ 20 d/m até 24 horas

- Inj. Fosfato sódico de dexametasona 1 amp IV de hora a hora e de 6 em 6 horas

- Repetir a glicemia

^ **Nota sobre o diagnóstico:**

- Ingestão de insulina H/O

- Perda de refeição

- Hipotensão

- Pele fria e calma

- Respiratório superficial

2. CETOACIDOSE DIABÉTICA (DKA)

Princípios básicos de DKA Mx.

1. Substituição de fluidos

2. Administração de insulina de ação curta (solúvel)

3. Reposição de potássio

4. Administração de antibiótico se houver infeção

Rx.

- Dieta: NPO TFO

- Sucessão de GN

- Inalação de oxigénio

Fluidos: total de fluidos 6 litros em 24 horas

- 1st NS 1000cc durante meia hora

- 2º NS 1000cc durante 1 hora

- 3^{r}d NS 1000cc durante 2 horas

- 4th NS 1000cc durante 4 horas

Depois, quando RBS<15mmol/L

- 1st 5% DA 1000cc durante 8 horas

- 2º 5% DA 1000cc durante 8 horas

Se ainda estiver desidratado - começar com 5% de DNS

Insulina solúvel de ação curta: via conjunto de microburetos

- Inj. NS 100ml + Inj. Insulina (Humana) R (u-100) - 24 unidades

- 6 unidades/h inicialmente IV a 24 ud/m

- 3 unidades/h quando a glucose no sangue é <15mmol/L IV a 12 ud/m

- 2 unidades/h quando a glucose no sangue for <10mmol/hora IV a 8 ud/m

Alternativa

10-20 unidades Insulina IM stat

então,

- 6 unidades IM por hora inicialmente

- 3 unidades IM de hora a hora quando a glucose no sangue é <15mmol/L IV a 12 ud/m

- 2 unidades IM de hora a hora quando a glucose no sangue é <10mmol/hora IV a 8 ud/m

Inicialmente, verificar a glicemia de hora a hora; se não houver redução na primeira hora, a taxa de infusão de insulina deve ser aumentada

O objetivo é uma redução da glicemia de 3-6 mmol/L (aproximadamente 55-110mg/dL) por hora

Se o doente for capaz de ingerir alimentos por via oral, passar para a via subcutânea como

- Inj. Insulina (Humana) R u-100, s-100

8+8+6 s/c 15 minutos antes da refeição

Se RBS >10-15mmol/L, iniciar novamente a administração de insulina

Antibiótico:

- Inj. Ceftriaxona 1gm 1 ampola IV de hora a hora e de 12 em 12 horas

- Inj. Ranitidina 1 amp IV stat & 8 hourly

Correção de Potássio: Inj. Cloreto de Potássio (1 amp = 20mmol/L)

- Nenhum no primeiro L de fluido IV, exceto se o potássio plasmático for <3mmol/L

- Quando <3,5 mmol/L administrar 20 mmol/hora

- Quando o potássio plasmático é de 3,5-5 mmol/L, administrar 10 mmol/hora

- Quando o potássio plasmático é >5 mmol/L, parar de administrar potássio

Continua o cateterismo

Mudança de postura 2 horas por dia

^ **Nota sobre o diagnóstico:**

- Inconsciência ou semiconsciência

- Sonolência ou desorientação

- Desidratado

- Diabético conhecido

- Hipotensão

- Taquicardia

- Pode haver dificuldade respiratória

- Resposta da plaina: pode ser bilateral extensora da plaina

3. HIPERTIROIDISMO

• Tab. Neomercazol

3+3+3 durante 3 semanas, seguido de

2+2+2 durante 5 semanas

1+0+1 continuação

• Tab. Atenolol 50mg

1+0+1

• Tab. Propranolol 10mg

1+1+1

Nefrologia

1. INSUFICIÊNCIA RENAL CRÓNICA (IRC)/DOENÇA RENAL CRÓNICA (DRC)

• Dieta: Fruta, proteína, água de coco restrita

• Cap. Omeprazol 20mg

1+0+1 A/C

• Tab. Frusemida 40mg (não utilizar Frusemida + espironolactona para evitar hipercalemia)

1+1+0

• Inj. Frusemida se o inchaço for generalizado

- Tab. Calcitriol

0+1+0

- Tab. Cálcio 500mg

1+0+1

- Tab. Ácido fólico

1+0+1

- Tab. Amlodipina - se hipertenso
- Antibiótico - se houver vestígios de infeção
- Tab. Loratidina 10mg - em caso de prurido

2. GLOMERULONEFRITE AGUDA (AGN)

- Dieta: Restrição de proteínas e frutas (para evitar hipercalemia)
- Fluido 500cc + dia anterior
- Tab. Fenoximetil Penicilina 250mg

1+1+1+1

- Cap. Omeprazol 20mg

1+0+1 A/C

- Tab. Frusemida 40mg (não utilizar frusemida + espironolactona para evitar hipercalemia)

1+1+0 durante 5 dias, seguido de

1+0+0 durante 5 dias

- Tab. Domperidona 10mg

1+1+1 A/C para 7 dias

- Desloratidina 10mg (em caso de comichão)

0+0+1

- Tab. Amlodipina 5mg (se HTN) 1+0+0

- Outros Rx sintomáticos

- Atualizar o diagrama de E/S

- Atualizar o diagrama de PA

- Manter o teste de coagulação térmica

^ **Nota sobre o diagnóstico:**

- HTN

- Edema - Peri orbital, perna, sacro

- Hematúria, Oligúria/Uremia

- Proteinúria ligeira a moderada (<3,5 gm/24 horas)

3. SÍNDROME NEFRÓTICA (NS)

- Dieta: Normal (restrição de sal e líquidos)

- Fluido 500cc + dia anterior

- Antibiótico - Amoxicilina/Cefixima/Ceftriaxona

- Cap. Omeprazol 20mg

1+0+1 A/C

- Tab. Atorvastatina

0+0+1

- Tab. Prednisolona 5mg

4+4+0

- Tab. Cálcio 500mg

0+1+0

- Tab. (Frusemida + Espironolactona) - se edema maciço

- Outros Rx sintomáticos

- Atualizar o diagrama de E/S

- Atualizar o diagrama de PA

- Manter o teste de coagulação térmica

- **Nota sobre o diagnóstico:**

- Edema generalizado

- Proteinúria maciça (>3,5gm/24 horas)

- Hipoalbuminemia (<30gm/L)

- Hiperlipidemia (>220mg/dl)

4. HIPERNATREMIA

Ocorre devido à água corporal, se corrigirmos os fluidos corporais, a hipernatremia será corrigida, pelo que é necessário conhecer as necessidades de fluidos.

Fórmula para determinar a necessidade de fluido:

Água livre (em L) = (S. Na$^+$ - 140) x 0,5 x peso em KG

140

Se S. Na$^+$ 160mmol/L e wt 60 KG então,

FW (L) = (160-140) x 0,5 x 60

140

= 2 L

Rx.

- Se o doente estiver estável e inconsciente - beber mais água, pelo menos 2 L extra.

- No hospital - 5% DA 2000cc IV a 20 d/m

- Repetir S. Electrólitos

5. HIPONATREMIA

Ligeiro (125 - 135)

* Tomar sal de mesa + SRO por via oral

Moderado (110 - 125)

* Inf. 0,9% NaCl calculando as necessidades de Na^+ (Máx. 2 L/dia)

* Sal adicionado

Grave (<110)

* Inf. 3% de NaCl calculando as necessidades de Na^+ (Máx. 1 L/dia)

^ **Nota sobre Rx:**

* 100 cc de solução de NaCl a 0,9% = 155 mmol/L Na^+

* 1000 cc de solução de NaCl a 3% = 512 mmol/L Na^+

* 500 cc de solução de NaCl a 3% = 256 mmol/L Na^+

* Não corrigir mais de 10-12 mmol/L em cada 24 horas; a correção rápida provoca a Síndrome de Desmielinização Osmótica

6. HIPERCALEMIA (K>5,5 mmol/L)

* Dieta: Restrição de frutas

* Inf. 25% Dextrose 100ml + 5 unidades Insulina (Humana) R IV @ 8-10 d/m (diariamente durante 5 dias)

* Inj. Gluconato de cálcio (10 ml) diluir com 10 ml de D/W IV lentamente durante 10 minutos (diariamente durante 5 dias)

* Se hipercalemia com bloqueio cardíaco completo

o Inf. 5% DA 500cc + 2 amp Isoprinalina IV stat - para prevenir bradicardia

7. HIPOCALEMIA

Ligeiro (3-3,5)

* Conselhos dietéticos: ingestão de mais fruta, banana, sumo de fruta, água de coco

Moderado (2-2,9)

* Syp. Electro K/KT

2 TSF x TDS ou

Tab. KT

1+0+1

Grave (<2)

- Inj. KT 2 amp + Inf. NS 1000cc IV @ 15 d/m

- Aconselhamento: Repetir S. Electrólitos

Reumatologia

1. DORES MÚSCULO-ESQUELÉTICAS

- Cap. Omeprazol 20mg

1+0+1 A/C

- Tab. Indometacina

1+0+1

ou,

Supositório de Indometacina 100mg 1 stick P/R stat & BD Or,

Tab. Naproxeno 500mg

1+0+1 P/C

- Tab. Cloridrato de Tolperisona 50mg

1+1+1

- Tab. Carbonato de cálcio

1+0+1

2. LUMBO SCIATICA

- Tab. Cloridrato de Tolperisona 50mg

1+1+1 durante 7 dias

- Cap. Omeprazol 20mg

1+0+1 A/C

- Tab. Naproxeno 500mg

1+0+1 P/C

ou

Tab. Cetorolac 10mg

1+0+1 P/C

- Aba. Multivitamínicos e Multiminerais

0+0+1 durante 2 meses

3. ARTRITE SÉPTICA

- Inj. Flucloxacilina 500 mg 4 frascos IV de hora a hora e de 6 em 6 horas (*2 mg de 6 em 6 horas) durante 2

semanas

Seguido de Cap. Flucloxacilina 500mg

1+1+1+1 durante 4 semanas

4. DOR LOMBAR (LBP)

- Tab. Baclofeno 10mg

1+1+1 durante 7 dias

Seguido de Tab. Cloridrato de tolperisona 50mg

1+1+1 durante 7 dias

- Cap. Omeprazol 20mg

1+0+1 A/C durante 15 dias

- Tab. Tenoxicam 20mg

1+0+1 P/C durante 7 dias

5. ARTRITE REUMATÓIDE (RA)

- Cap. Omeprazol 20mg

1+0+1 A/C

- Cap. Indometacina 25mg

1+1+1 P/C

- Tab. Metotrexato 2,5 mg - 3 comprimidos por semana em dose única
- Tab. Ácido fólico - 3 comprimidos por semana em dose única
- Tab. Prednisolona 5mg

6+0+0 P/C

6. ARTRITE REUMATÓIDE JUVENIL (ARJ)

- Tab. Metotrexato 2,5 mg - 3 comprimidos por semana em dose única
- Tab. Ácido fólico 5mg - 1 dia após Metotrexato 1+0+1 (por semana)
- Cap. Omeprazol 20mg

1+0+1 A/C

- Cap. Indometacina 25mg

1+1+1 P/C

Neurologia

1. MENINGITE

- Inj. Ceftriaxona 2gm 1 ampola IV de hora a hora e de 12 em 12 horas
- Inj. Dexametasona 1 amp IV stat & 6 hourly
- Cap. Omeprazol 20mg

1+0+1 A/C

- Tab. Paracetamol 500mg

1+1+1 P/C

*   Supositório de paracetamol 500mg 1 stick por via rectal se a temperatura for >101°F

*   Se a convulsão -

Inj. Diazepam 5mg 1 amp IM stat & SOS

Ou

Tab. Fenobarbitona 30mg 0+0+1

*   Syp. Fenitoína 100mg

1   TSF x TDS

2.   EPILEPSIA

*   Tab. Carbamazepina 200mg 1+1+1

ou

Tab. Valproato de sódio 1+0+1

*   Tab. (Vitamina B1+Vitamina B6+Vitamina B12) 1+0+1

*   Cap. Omeprazol 20mg 1+0+1 A/C

*   Tab. Clonazepam 0,5 mg

0+0+1

*   Tab. Fenobarbitona 30mg

1+0+1

*   Se for grave

o   Inj. Fenobarbitona ½ amp IM stat & SOS

o   Inj. Haloperidol 1 amp IV/IM stat & 8/12 hora a hora

o   Inj. Cloridrato de Procyclidine 1 amp IV/Im stat & 8/12 hourly

3.   CRISE AGUDA DE ENXAQUECA

- Tab. Rizatriptano 5mg

1   comprimido por via oral, se não reduzir, após 10 minutos, mais um comprimido, se não reduzir, também. Não tomar mais comprimidos.

* Tab. Pizotifeno 0,5 mg

0+0+1

* Tab. Ácido Tolfenâmico 200mg

1+0+1

* Tab. Flunarizina 10mg

0+0+1 (apenas 5 dias por semana) durante 6 meses

* Tab. Amitriptilina

0+0+1 continuação

* Tab. Propranolol 10mg - se houver taquicardia

1+0+1

Para a enxaqueca clássica

* Tab. Paracetamol 500mg

1+1+1 P/C

* Tab. Omeprazol 20mg

1+0+1 A/C

* Tab. Domperidona 10mg 1+0+1 A/C

Em caso de ataque grave

* Inj. Ketorolac 30mg 1 amp IM stat

* Inj. Ranitidina 1 amp IM stat

* Inj. Diazepam 1 amp IM stat

4. CEFALEIA DE TENSÃO

- Tab. Paracetamol 500mg 1+1+1 P/C durante 2 dias ou

Tab. Naproxeno 500mg 1+0+1 P/C durante 2 dias

- Tab. Omeprazol 20mg 1+0+1 A/C durante 2 dias

- Tab. Domperidona 10mg 1+1+1 A/C durante 2 dias

- Tab. Diazepam 5mg

1 tab stat

- Profilaxia

-Tab. Amitriptilina 10mg 0+0+1

-Tab. (Flupenthixol + Melitracen) 1+1+0

5. VERTIGEM/VERTIGEM POSICIONAL PAROXÍSTICA BENIGNA (VPPB)

- Tab. Proclorperazina 5mg

1+1+1 durante 15 dias

ou

Inj. Proclorperazina 1 amp

- Tab. Cloridrato de prociclidina

½ +½+½ durante 15 dias

ou

Inj. Cloridrato de Procyclidine 1 amp

- Tab. (Cinnarizina + Dimenidrinato) 1+1+1

- Tab. Mineril

1+0+1

6. DOENÇA CEREBROVASCULAR (DCV) Acidente vascular cerebral

* Dieta: Alimentação NG 200ml 2 horas por dia

* O_2 inhalation stat & SOS

* Inf. NS 1000cc IV stat @ 20 d/m

* Inj. Dexametasona 1 amp IV stat & 6 hourly

* Antibiótico - se necessário

Inj. Ceftriaxona 1gm 1 ampola IV de hora a hora e de 12 em 12 horas Ou

Inj. Amoxicilina 500 mg 1 ampola IV a cada 8 horas

* Cateterismo contínuo

* Mudança de postura 2 horas por dia

* Se o paciente tiver Hipertensão, PA >180/120mmhg

Tab. Ramipril 5mg

0+0+1

ou

Tab. Losartan potássico 25mg/50mg/100mg

0+0+1

Se Acidente Vascular Cerebral Infarto

* Tab. Vinpocetina 5mg 1+1+1 durante 3 meses

* Tab. (Aspirina + Clopidogrel)

0+1+0

* Tab. Atorvastatina 10mg 0+0+1 continuação

* ***Steroid Omit

Se Acidente Vascular Cerebral Hemorrágico

* Esteroide administrado durante 5 dias e depois omitido

- Se a extensão ventricular

Tab. Nimodipina 30mg

2+2+2+2+2+2+2 durante 21 dias

- Se atrofia cerebral com edema

Inf. 20% Manitol 500ml ½ saco a correr e depois ½ saco de 8 em 8 horas durante 3 dias

- Os fármacos antiplaquetários estão contra-indicados no AVC hemorrágico

^ Nota sobre o diagnóstico:

- Início: Súbito

- Inconsciente/Semi Consciente/Consciente

- Afasia

- Hemiparesia/Mono-paresia

- Plantar: Planador extensor unilateral

- *** Em infarto: Normalmente consciente, Afasia, Hemi/Mono-paresia

- ***Hemorrágica: geralmente inconsciência, H/O

Cefaleias/Vómitos/Hipertensão, Rigidez do pescoço na hemorragia sub-aracnoideia (HSA)

Nota sobre a investigação:

- RBS

- S. Creatinina

- S. Electrólitos

- S. Perfil lipídico

- ECG

- Tomografia computorizada do cérebro

7. ATAQUE ISQUÉMICO TRANSITÓRIO (TIA)

- Tab. Omeprazol 20mg

1+0+1 A/C

- Tab. (Aspirina + Clopidogrel)

0+1+0

- Tab. Atorvastatina 10mg

0+0+1 continuação

- Tab. Ramipril 5mg (se HTN)

0+0+1

8. AUMENTO DA PRESSÃO INTRACRANIANA (ICP)

- Inf. 20% Manitol 500ml ½ saco a correr e depois ½ saco de 8 em 8 horas durante 2 dias

9. PARALISIA FASCIAL/PARALISIA DE BELL

- Tab. Omeprazol 20mg

1+0+1 A/C

- Tab. Aciclovir 400mg 2+2+2+2+2+2 durante 7 dias
- Tab. Prednisolona 20mg (1mg/kg)

2½+0+0 P/C

- Tab. (Vitamina B1 + Vitamina B6 + Vitamina B 12) 1+0+1
- Cuidados com os olhos.

o Cloranfenicol E/D 1 gota x TDS

o Pomada de cloranfenicol Aplicar à hora de deitar

o Utilizar óculos e tapa-olhos durante o sono; Fisioterapia

10. SÍNDROME DE GUILLIAN BARRE (GBS)

- Repouso na cama

- Inalação de oxigénio

- Troca de plasma (Plasmaférese)

- Gama-Globulina IV (400mg/kg/dia) durante 5 dias

- Inj. Globulina Imune Humana G (1 frasco para injectáveis de 50 ml)

- Tab. Prednisolona 60-80mg durante 7 dias

- Fisioterapia; Medida das vias respiratórias, ferida de pressão e trombose venosa

Psiquiatria

1. ESQUIZOFRENIA

- Inj. Deconato de flufenazina 25 mg 1 amp IM Seguido de Tab. Risperidona 2mg

0+0+1 durante 2 dias

Seguido de 0+0+2 continuação

- Inj. Cloridrato de clorpromazina 50mg 0+1+1

- Tab. Cloridrato de prociclidina 1+1+1

- Tab. Clonazepam 0,5mg 0+0+2 durante 15 dias

- Tab. Promitil 5mg 1+0+1 se inquietação

2. PERTURBAÇÃO DE ANSIEDADE GENERALIZADA (GAD)

- Tab. Trifluoperazina 1+1+1

- Tab. Cloridrato de amitriptilina 10mg 0+0+2

- Tab. Cloridrato de propranolol 1+1+1

- Tab. Clonazepam 0,5 mg

0+0+1

3.   PERTURBAÇÃO OBSESSIVA COMPULSIVA (OCD)

*   Tab. Cloridrato de clomipramina 25mg

0+0+1 então

0+0+2 então

0+0+3

*   Tab. Clonazepam 0,5 mg

0+0+1

*   Se palpitação

Tab. Cloridrato de propranolol 1+1+1

4.   PSICOSE PÓS-PARTO (PPP)

*   Tab. Haloperidol 5mg 1+1+1

*   Tab. Cloridrato de prociclidina 25mg

1+1+1

*   Tab. Cloridrato de clomipramina 25mg 0+0+1

5.   PERTURBAÇÃO RELACIONADA COM SUBSTÂNCIAS (SRD)/COMPRIMIDOS PARA DORMIR

*   Tab. Clonazepam 0,5 mg

0+0+2 durante 7 dias e depois

0+0+1½ durante 7 dias

0+0+1 durante 7 dias

0+0+½ durante 7 dias

*   Acompanhamento 1 mês depois

6.   PERTURBAÇÃO AGUDA DE STRESS (ASD)

*   Tab. Promitil 25mg

0+0+1 durante 3 dias e depois 1+0+1

- Tab. Cloridrato de propranolol 1+1+1

- Tab. Clonazepam 0,5 mg 0+0+2 durante 10 dias 0+0+1

7. DOENÇA DEPRESSIVA

- Cap. Doxepina 75 mg 0+0+1

- Tab. Cloridrato de amitriptilina 75mg 1+0+2

- Tab. Olanzapina 0+0+1

- Acompanhamento após 21 dias

8. PERTURBAÇÃO SOMATOFORME/REACÇÃO DE CONVERSÃO HISTÉRICA (HCR)/PERTURBAÇÃO FACTÍCIA (FD)

- Dieta: Alimentação NG

- Inj. Ranitidina 1 amp IM stat & 8 hourly

- Inj. Midazolam ½ amp IM (se não houver H/O asma/COPD)

Rx. Na alta

- Tab. (Flupenthixol + Melitracen)

1+0+0 durante 2 meses

ou

2+0+0 durante 1 mês

- Cap. Omeprazol 20mg

1+0+1 A/C durante 15 dias

Dermatologia

1. SÍNDROME DE STEVEN JONSON (SJS)

- Dieta: NPO TFO

- Inf. 5% DA 1000cc + 5% DNS 2000cc IV @ 30 d/m

- Se a infeção secundária

Inj. Ceftriaxona 1 ampola IV diariamente

- Inj. Dexametasona

- Inj. Omeprazol 40mg

- Miconazol 2% gel oral - aplicar localmente 3 vezes

- Dexametasona E/D - 1 gota de 4 em 4 horas

- Dexametasona Pomada ao deitar em ambos os olhos

- Hematropina E/D - 1 gota de 8 em 8 horas

- Tab. Vitamina C 250mg

1+1+1

2. SCABIES

- Tab. AzitromicinaZFlucloxacilina

- Tab. Malato de clorfeniramina 1+0+1

- Pomada de mupirocina - aplicar localmente uma vez por dia

- Creme de benzoato de permetrina e benzilo - tubo completo aplicado uma única vez em todo o corpo, do pescoço aos pés, tomar duche após 24 horas e lavar todos os panos e lençóis.

3. ACNE VULGARIS

- Tab. Azitromicina 500mg

0+0+1 durante 3 dias

depois um intervalo de 4 dias e depois novamente de 3 dias, da mesma forma até 8 semanas

- Surfactantes sulfonados - sabão utilizado 5/6 vezes para lavar o rosto

- Isotretinoína/Tretinoína tropical gel - aplicar localmente todos os dias à noite

4. DERMATITE SEBORREICA/FOLICULITE SEBORREICA

- Tab. Ofloxacina 200mg

1+0+1 durante 10 dias

- Tab. Cloridrato de Fexofenadina 180mg

0+0+1 durante 15 dias

- Pomada de mupirocina - aplicar localmente duas vezes por dia

- Loção de Valerato de Betametasona - aplicar na cabeça duas vezes por dia

- Champô de cetoconazol 2-3 vezes por semana, utilizar este champô na cabeça e em todo o corpo durante 10 minutos e depois tomar duche.

5. PSORÍASE

- Tab. Ofloxacina 200mg

1+0+1

- Tab. Cloridrato de Fexofenadina 180mg

0+0+1

- Azeite - aplicar localmente duas vezes por dia

- Propionato de Clobetasol +Ureia 10% tropical + Ácido Salicílico 5% - aplicar localmente duas vezes por dia, misturando

- Enxofre Precipitado 10% + Ácido Salicílico 3% - limpar com uma pequena toalha misturando

- Creme/loção de Propionato de Clobetasol - aplicar na cabeça duas vezes por dia

- Champô Fungiter - 2/3 vezes por semana, tomar duche com

6. TINÉIA

- Cap. Fluconazol

0+0+1 durante 1 mês

- Terbinafine Tropical Cream - aplicar localmente duas vezes por dia durante 1 mês

- Tab. Cloridrato de Fexofenadina 180mg

0+0+1 durante 1 mês

- Aba. Multivitaminas + Multiminerais

7. ONYCHOMYCOSIS

- Cap. Fluconazol 1 comprimido por semana durante 6 meses

- Clotrimazole 1% tropical - aplicar na unha duas vezes por dia

8. DERMATITE DE CONTACTO/ALÉRGICA

- Tab. Azitromicina 500mg

0+0+1

- Tab. Cloridrato de Fexofenadina 180mg

0+0+1

- Valerato de betametasona + Ureia 10% tropical - aplicar localmente duas vezes por dia

9. URTICÁRIA/REACÇÃO A MEDICAMENTOS

- Tab. Azitromicina 500mg

0+0+1

- Tab. Desloratidina

1+0+0

- Tab. Prednisolona 10 dias

- Cap. Omeprazol

- Tab. Montelucaste 10mg

0+0+1

10.ECZEMA

- Tab. Terbinafina 250mg durante 10 dias

1+0+1

- Tab. Cloridrato de Fexofenadina 180mg

0+0+1

- Creme de Propionato de Clobetasol + Ureia 10% tropical - aplicar localmente duas vezes por dia

11. IMPETIGO

- Tab. Terbinafina 250mg durante 10 dias

1+0+1

- Tab. Cloridrato de Fexofenadina 180mg

0+0+1

- Pomada de mupirocina - aplicar localmente duas vezes por dia

12. S. BLEFARITE

- Pomada de hidrocortisona - aplicar localmente duas vezes por dia

- Champô de cetoconazol - 2/3 vezes por semana, em todo o corpo e cabeça, utilizar este champô

13. PICADA DE INSECTO

- Antibiótico

- Anti-histamínico

- Pomada de Valerato de Betametasona - duas vezes por dia, aplicar localmente

14 . VERRUGA CUTÂNEA/PELE DURA

- Loção de ácido salicílico - aplicar localmente duas vezes por dia

- Tab. Cloridrato de Fexofenadina 180mg

0+0+1 durante 10 dias

15 .MEDIDAS

- Tab. Azitromicina 500mg

0+0+1

- Cap. Omeprazol 20mg

1+0+1 A/C

- Tab. Desloratidina

1+0+0

- Tab. Paracetamol 500mg

1+1+1

- Tab. OndansetronZDomperidona (em caso de queixa de vómitos)

16. URETRITE GONOCÓCICA

- Inj. Ceftriaxona 1gm 1 ampola IV stat e diariamente durante 3 dias

- Cap. Omeprazol 20mg

1+0+1 A/C

- Tampa. Doxiciclina

1+0+1 durante 7 dias

- Tab. Loratidina

0+0+1

Doenças infecciosas

1. FEBRE ENTÉRICA/TIFÓIDE

- Dieta: Normal

- Inj. Ceftriaxona 2gm 1 ampola IV stat e 12 horas por dia durante 7 dias ou

Tab. Azitromicina 500mg

1+0+0

- Cap. Omeprazol 20mg

1+0+1 A/C

* Tab. Domperidona 10mg

1+0+1 A/C

* Tab. Paracetamol 500mg

1+1+1 P/C

* Esponja tépida

* Supositório de paracetamol 500mg 1 stick por via rectal se a temperatura for >101°F

Nota sobre a investigação:

- CBC

- Urina R/M/E

- Cultura de sangue - 1st semana

- Teste Widal - 2nd semana

- Tipple Ag

- MP E TIC

- USG de todo o abdómen

2. FEBRE RICKETTSIAL

* Cap. Cloridrato de tetraciclina 500 mg 1+1+1+1 durante 7 dias +

Tab. Azitromicina 500mg

1+0+0

* Cap. Omeprazol 20mg

1+0+1 A/C

* Tab. Paracetamol 500mg

1+1+1 P/C

- Supositório de paracetamol 500mg 1 stick por via rectal se a temperatura for >101°F

3. FEBRE DENGUE

- Tab. Azitromicina 500mg 1+0+0

- Tab. Paracetamol 500mg 1+1+1 P/C

- Reposição de volume em caso de desidratação ou choque

- Plaquetas ou transfusão de sangue Contagem de plaquetas <30.000

4. MALÁRIA

- Tab. Sulfato de Quinino 300mg 2+2+2 P/C durante 7 dias

- No dia 3 [rd]

Tab. (Sulfadoxima + Pyrol)

3 Tablet stat

- No dia 4 [th]

Tab. Primaquina

3 Tablet stat

- Cap. Omeprazol 20mg

1+0+1 A/C

- Inf. 5% DNS 1000cc IV @ 20 d/m - (para prevenir a hipoglicemia, porque os medicamentos anti-maláricos causam hipoglicemia)

Nota sobre a investigação:

- HEMOGRAMA, VHS

- MP ou TIC para a malária

5. MALÁRIA CEREBRAL/MALÁRIA GRAVE

- Inf. 25% Glucose 100ml IV running stat

- Inj. Ceftriaxona 2gm 1 frasco IV a cada 12 horas (na malária grave, qualquer que seja o diagnóstico, tem de ser administrada Ceftriaxona)

- LD- Inf. 10% DA 500cc + Inj. Sulfato de Quinino 4 amp (20mg/kg durante 4 horas) IV stat @ 30 d/m

- MD- Inf. 10% DA 500cc + Inj. Sulfato de Quinino 2 amp (10mg/kg durante 4 horas) IV stat @ 30 d/m 8 horas

- Cateterismo contínuo

6. KALA-AZAR

- Inj. Stibogluconato de sódio 100mg/ml 20mg/kg/dia durante 28 dias

7. LEISHMANIOSE DÉRMICA PÓS-KALA-AZAR (PKDL)

- Inj. Gluconato de antimónio e sódio (SAG) 20mg/kg/dia durante 20 dias por ciclo

Duração - 6 ciclos com um intervalo de 10 dias entre ciclos

8. FEBRE EM AVALIAÇÃO

- Dieta: Normal

- Repouso na cama

- Cap. Omeprazol 20mg

1+0+1 A/C

- Tab. Domperidona 10mg

1+0+1 A/C

- Tab. Paracetamol 500mg

1+1+1 P/C

- Supositório de paracetamol 500mg 1 stick por via rectal se a temperatura for >101°F

- Se suspeita de RTI-

Tab. Azitromicina 500mg

0+0+1

- Se suspeita de ITU-

- Tab. Ciprofloxacina 500mg

1+0+1

ou

Tab. Cefuroxima 500mg

1+0+1

• Se houver suspeita de tuberculose, não administrar ciprofloxacina antes do resultado da AFB.

9. PAPEIRA E ORQUITE

• Tab. Prednisolona 20mg

2+0+0 P/C

• Tab. Paracetamol 500mg

1+1+1 P/C

• Tab. Cefuroxima 500mg

1+0+1

• Inj. Ceftriaxona 3gm IV stat & Daily

10. TETANUS

• Dieta: Suave

• Inalação de oxigénio SOS

• Quarto de isolamento (quarto escuro e sem som)

• Inj. C-Penicilina (5 Lac) 2 frascos IV de hora a hora e de 6 em 6 horas

• Inf. 5% DA 1000cc + Inj. Diazepam 10 amp IV stat @ 15 d/m

• Inj. Ketorolac 30mg 1 amp IM stat & SOS

• Inj. Globulina imune ao tétano (TIG) 250 UI 10 amp IV lentamente stat

• Inj. Toxoide tetânico 1 amp IM stat

• Tab. Metronidazol

1+1+1

- A ferida fechada deve ser aberta e lavada com H_2O_2

Envenenamentos

1. MORDEDURA DE COBRA (VENENOSA)

- Dieta: NPO TFO

- Repouso na cama

- Tranquilidade

- 02 inalações, se necessário

- Inf. 5% DA 1000cc + 5% DND 2000cc IV stat @ 30d/m

- Inj. Ceftriaxona 2gm 1 ampola IV stat & daily

- Inj. Omeprazol 40 mg 1 ampola IV de hora a hora e de 12 em 12 horas

- Inj. TT 1 amp IM stat (num braço)

- Inj. TIG 1 amp IM stat (noutro braço)

- Inj. Polivalente anti-veneno 10 amp + 5% DA 100ml IV @ 60 d/m

- Cateterismo

- Rx adicionais de acordo com a caraterística neurotóxica

Inj. Atropina 1 amp IV stat

Inj. Neostigmina - se paralisia muscular

- Monitorização do sinal vital

- Inj. Hidrocortisona, Inj. Maleato de feniramina, Inj. Adrenalina Deve ser suspensa durante a administração de anti-veneno, pois pode ocorrer uma reação anafiláctica.

- Obter o consentimento informado por escrito do assistente do doente e informar o doente de que existe 50% de probabilidades de morrer devido à reação do anti-veneno e 100% de probabilidades de morrer sem o anti-veneno.

^ **Nota sobre a deteção de mordeduras de cobras venenosas:**

- Marca de mordida 2 presas

- Sonolência, inquietação, gotejamento de saliva

- Dificuldade respiratória

- Ptose/queda da pálpebra

- Sinal de pescoço partido

- Inconsciência

- ***Teste de coagulação do sangue: Colocar alguns ml de sangue venoso fresco num tubo de ensaio e, se após 10 minutos ocorrer um coágulo, é porque não é venenoso. Se não ocorrer coágulo, é porque é venenoso.

2. MORDEDURA DE COBRA (NÃO VENENOSA)

- Repouso na cama

- Tranquilidade

- Inf. NS 1000cc IV stat @ 20d/m

- Cap. Amoxicilina

1+1+1

ou

Tampa. Cefradina

1+1+1+1

- Cap. Omeprazol 20mg

1+0+1 meia hora A/C

- Inj. TT 1 amp IM stat (num braço)

- Inj. TIG 1 amp IM stat (noutro braço)

- Em caso de dor - Tab. Paracetamol

Nunca deve ser administrado Inj. Hidrocortisona, Inj. Maleato de feniramina e AINEs

(observar o doente durante 24 horas, se não houver S/S de veneno, dar alta ao doente)

3. INTOXICAÇÃO POR SEDATIVOS

- Lavagem do estômago - se o doente vier nas 4 horas seguintes

- Dieta: NPO TFO

- Inf. NS/DNS 1000cc IV stat @ 20d/m

- Inj. Ceftriaxona 1gm 1 ampola IV de hora a hora e de 12 em 12 horas

- Inj. Omeprazol 40 mg 1 ampola IV de hora a hora e de 12 em 12 horas

- Inj. Frusemida (se BD estável) 2 amp IV stat seguido de 1 amp @ 12 de hora a hora (8am & 4pm)

- Se o doente estiver inconsciente

Aspiração de GN

Cateterismo contínuo

- Monitorizar os sinais vitais

- Dose letal de diazepam superior a 50/60 comprimidos

Nota sobre a investigação:

- S. Creatinina

- SGPT

4. INTOXICAÇÃO POR ANTIDEPRESSIVOS

- Lavagem do estômago - se o doente vier nas 12 horas seguintes

- Dieta: NPO TFO

- Inf. NS/DNS 1000cc IV stat @ 20d/m

- Tab. Ultra-carbono 20 tabs stat

- Inj. Ceftriaxona 1gm 1 ampola IV de hora a hora e de 12 em 12 horas

- Inj. Omeprazol 40 mg 1 ampola IV de hora a hora e de 12 em 12 horas

- Inj. Frusemida (se BD estável) 2 amp IV stat seguido de 1 amp @ 12 de hora a hora (8am & 4pm)

- Se o doente estiver inconsciente

Aspiração de GN

Cateterismo contínuo

- Monitorizar os sinais vitais

5.   INTOXICAÇÃO POR BETA-BLOQUEADORES

- Lavagem do estômago - se o doente vier dentro de 1 hora

- Inf. 5% DNS 1000cc IV stat @ 20d/m (Prevenir Hipoglicemia)

- Inj. Ceftriaxona 1gm 1 ampola IV de hora a hora e de 12 em 12 horas

- Inj. Omeprazol 40mg 1 ampola IV de hora a hora e de 12 em 12 horas

- Sintomático

o Convulsão - Inj. Diazepam 1 amp IV/IM stat

o Broncoespasmo - Nebulização

o Bradicardia - Inj. Atropina 1 amp 8 por hora

o Hipoglicemia - Inj. Libot 25 100ml

Inj. 10% 1000cc como dose de manutenção

o Hipotensão - Inj. Glucagon

Nota sobre a investigação:

- RBS

- ECG

- S. Creatinina

-   S. Electrólitos

6. DATURA/STUPEFY/ENVENENAMENTO DE RUA

- Dieta: Alimentação NG de 2 em 2 horas - NPO TFO

- O_2 Inalação, se necessário

- Inf. NS 1000cc IV stat @ 20d/m

- Inj. Amoxicilina 1 ampola IV de hora a hora e de 8 em 8 horas

- Inj. Ranitidina 1 amp IV stat & 8 hourly

- Cateterização contínua

- Monitorizar os sinais vitais

Tentar sempre evitar os medicamentos dispendiosos e a investigação, uma vez que não existe um assistente do doente.

Nota sobre a investigação:

-   RBS

-   ECG

-   S. Creatinina

-   S. Electrólitos

7. CuSO4 ENVENENAMENTO

- Dieta: Líquida

- Inf. 5% DNS 1000 cc IV stat @ 20d/m

- Inj. Cefuroxima 1,5 g de frasco IV a cada 8 horas

- Cap. Omeprazol

1+0+1 A/C

- Tab. Beta-caroteno + Vitamina C + Vitamina E (Vitamina anti-oxidante e Minerais)

1+0+1 *porque o Fígado é afetado pelo Metabolismo

8. ENVENENAMENTO CORROSIVO/QUÍMICO

(Ácido/Álcalis/Savlon/Herpico/Shampoo/Pó Branqueador)

- Não administrar lavagem gástrica - aspiração NG e não tentar induzir o vómito

- Dieta: NPO TFO

- Inj. Inj. Ceftriaxona 1gm 1 ampola IV de hora a hora e de 12 em 12 horas

- Inj. Omeprazol 40mg 1 ampola IV de hora a hora e de 12 em 12 horas

- Em caso de dor - Inj. Cloridrato de Tramadol/Ketorolac/Cloridrato de Nalbufina

- Se o doente ingerir produtos químicos que não sejam ácidos ou alcalinos

Syp. (Hidróxido de alumínio + Hidróxido de magnésio + Simeticone)

2 TSF x TDS

- Pode dar parafina líquida

9. ENVENENAMENTO POR COMPOSTOS ORGANOFOSFORADOS (OPC)

- Lavagem do estômago

- Dieta: NPO TFO

- Inf. NS/5% DNS 1000cc IV stat @ 20 d/m

- Inj. Ceftriaxona 1gm 1 ampola IV de hora a hora e de 12 em 12 horas

- Inj. Omeprazol 40mg 1 ampola IV de hora a hora e de 12 em 12 horas

- Inj. Atropina 3 amp IV stat & Dobrar a dose a cada 10 minutos de intervalo até Atropinização

- Inj. Pralidoxima 500mg 2 amp IV lentamente durante 10 minutos

- Cateterismo contínuo

- Atualizar a tabela de Atropina

- Monitorizar os sinais vitais

- Dose de manutenção - se ocorrer atropinização do que (se a dose de carga for 150 amp)

Inj. Atropina 45 amp + NS 955cc (total 1000cc) IV @ 10 d/m

Inj. Pralidoxima 2 amp + NS/DNS 1000cc (administrada no canal atual ou noutro canal)

• Se a inquietação/convulsão -

Inj. Diazepam 1 amp IV stat

• Se ainda estiver inquieto -

Inj. Haloperidol 1 amp IM stat

• Na alta:

• Tab. Brometo de Propantelina 15mg

1+1+1 durante 15 dias

• Tab. Cloridrato de amitriptilina 25mg

0+0+1 durante 2 meses

- Cap. Omeprazol 20mg 1+0+1 A/C durante 1 mês

^ **Nota sobre a duplicação da dose de Atropina:**

1st dose dar 3 amp IV stat e depois,

- Próximos 10 minutos 6 amp

- Próximos 10 minutos 12 amp

- Próximos 10 minutos 24 amp

- Próximos 10 minutos 48 amp

- Continua até à Atropinização

Sinal de Atropinização:

- Pupila - Dilatada

- Pulso >80 b/m

- PA >110/80 mmHg

- Axila seca; pulmão limpo

Medicina Pediátrica

> **Gestão de fluidos**

> 1st dia: 60ml/kg/dia

> 2nd dia: 80ml/kg/dia

> 3rd dia: 1OOml/kg/dia

> 4th dia: 120ml/kg/dia

> 5th dia: 140ml/kg/dia

> 6th dia - 2 meses: 150ml/kg/dia

> Mais de 2 meses:

o 1st 10 kg de peso total - 100ml/kg/dia

o para os 10 kg seguintes - 50ml/kg/dia

o para os 10 kg seguintes - 20ml/kg/dia

Nota sobre a gestão de fluidos:

> 20% de líquido deve ser reduzido em caso de asfixia de parto, condição stressante

> 20% de fluido deve ser adicionado em prematuros, com baixo peso

> Em traumatismos cranianos (<25 kg - solução salina para bebés; >25 kg - solução salina normal)

1. **ASFIXIA DE PARTO/SEPSIA NEONATAL/NEONATAL**

CONVULSÃO

• Fluido: EBF/NG/IV Inf. De acordo com a idade

• Estado de inalação de oxigénio e SOS (sucção, se necessário)

• Inj. Ampicilina (500mg/5ml)

100mg/kg/dia (200mg/kg/dia em caso de septicemia)

- Inj. Cefotaxima (500mg/5ml)

100mg/kg/dia

ou

Inj. Gentamicina (1 amp = 80mg/2ml)

1st semana 5mg/kg/dia, 2nd semana 7,5 mg/kg/dia (dose única para recém-nascidos, Child TDS)

- Manter o bebé quente

- Atualizar PTR

Se Convulsão:

- Inj. Fenobarbitona de sódio (1 ml + 9 ml D/W)

LD: por/kg = por/ml

MD: $1/8^{th}$ da dose de carga de 12 em 12 horas

Hipoglicemia:

- 10% DA 5ml/kg IV lentamente durante 2-3 minutos

em seguida, 10% DA durante 2 dias de acordo com a idade

Hipocalcemia: (1st dia bebé de mãe diabética)

- IV ou Oral 10% Ca-gluconato

5 ml/kg/24 horas

ou

1ml/kg (diluir por/kg = por/ml)

depois, IV lentamente durante 20 minutos

- 500 UI de vitamina D P/O por dia

Hipomagnesemia:

- Solução a 50% de sulfato de magnésio IM

0,2 ml/kg/dose

Acidose metabólica:

- Inj. Bicarbonato de sódio 7,5%

Misturar 1 ml de NHCO3 com 1 ml de DA a 10%

Em seguida, administrar 1 ml/kg IV lentamente durante 5 minutos

2. BAIXO PESO À NASCENÇA (LBW)/BEBÉ PRÉ-TERMO

- Manter o bebé quente

- Desobstrução das vias aéreas com aspiração

- Estatísticas de inalação de oxigénio e SOS

- Fluido: EBF/NG/IV Inf. De acordo com a idade

- Inj. Ampicilina (500mg/5ml)

100mg/kg/dia em profilaxia

200mg/kg/dia em Septicemia

400mg/kg/dia na meningite

- Inj. Cefotaxima (500mg/5ml)

100mg/kg/dia

ou

Inj. Gentamicina (1 amp = 80mg/2ml)

1st semana 5mg/kg/dia, 2nd semana 7,5 mg/kg/dia (dose única para recém-nascidos, Child TDS)

- Inj. Fitomenadiona (Vitamina K1) 2 mg por via oral ao nascimento

depois, 2 mg por via oral 4-7 dias mais tarde

- Multivitamínico e ácido fólico - a partir da 2nd semana de vida

10-15 gotas uma ou duas vezes por dia

- Ferro - após 6-7 semanas

2-3 mg/kg/dia

- Registo de peso no dia alternativo

3. SÉPSIS UMBILICAL

- Limpeza com aguardente/violeta de gengibre (1% de viola)

- Inj. Ampicilina (500mg/5ml) 200mg/kg/dia

Inj. Gentamicina (1 amp = 80mg/2ml) 5mg/kg/dia

- Rx. da febre com Paracetamol

^ Nota sobre o diagnóstico:

- Descarga

- Área periumbilical vermelha e inflamada

- Cheiro desagradável

- Febre e atraso na queda do cordão umbilical

4. NEONATO DE MÃE POSITIVA AO HBsAg

- Hb Ig (Hepadig)-100 UI em 0,5 ml IM dentro de 12 horas +

- Vacina HB (Engerix B 10 ug em frasco de 0,5 ml 3 doses 0, 1, 6 meses IM na coxa anterolateral

5. Rh INCOMPATIBILIDADE

- Transfusão de troca

1st Criança Mãe

Mãe Rh (-ve) e filho Rh (+ve)

Administrar anti-D à mãe no prazo de 48 horas

- Este Anti D reagiu com o antigénio Rh, impedindo assim a formação de anticorpos, pelo que o bebé 2nd não é afetado

6. ICTERÍCIA NEONATAL

- Fototerapia

Indicação

- Se S. Bilirrubina em

- Bebé de termo: 10-12 mg/dl ou mais

- Bebé pré-termo: 15 mg/dl ou mais

Nota sobre a investigação:

- S. Bilirrubina: Direta e indireta

7. INFECÇÃO AGUDA DO TRACTO RESPIRATÓRIO (RTI)

• Manter o bebé quente

• Inalação de oxigénio

• Inj. Ceftriaxona 50-100mg/kg/dia

• Paracetamol 15mg/kg/dia 1ml = 15 gotas = 80 mg

1 TSF Syp = 5ml = 120mg

• Gota nasal: 1 gota de 8 em 8 horas em ambas as narinas

• Broncodilatador: Salbutamol Oral 0,4mg/kg/dose (de 8 em 8 horas)

1 TSF = 2mg = 5ml

1 Tab- 2mg, 4mg

- Nebulização: 0,15-0,3 mg/kg/dose

1 Nabule = 2,5mg

1 ml de solução = 5 mg de salbutamol

ou

<5 anos = 0,5 ml/dose

>5 anos = 1ml/dose

- Aminofilina: DL-5mg/kg durante 20 minutos Depois, 0,5mg/kg/hora

1 ml = 25mg

- Hidrocortisona: 3-4mg/kg/dose (de 6 em 6 horas)

1   frasco = 100mg

- Prednisolona: 1-2mg/kg/dia (TDS)

1   comprimido = 5mg

Sinal de perigo:

-    Deixar de se alimentar bem

-    Convulsão

-    Dormir de forma anormal

-    Esteroide, Sibilância

-    Febre ou temperatura corporal baixa

8. INFECÇÃO DO TRACTO URINÁRIO (UTI)

- Ciprofloxacina (10mg/kg/dia)-BD

Ou

Ofloxacina (15 mg/kg/dia)-BD

Ou

Cefixima (10 mg/kg/dia)-BD

Ou

Azitromicina (20 mg/kg/dia)-OD

Maior ingestão de água

Esvaziamento regular da bexiga

9. MENINGITE

* Inj. Ceftriaxona 100mg/kg/dia

Uma vez por dia IV durante 15 dias

Ou

Inj. Ampicilina (500mg/5ml)

400mg/kg/dia (de 6 em 6 horas)

* Inj. Cefotaxima 200mg/kg/dia (6 horas)

* Inj. Dexametasona 0,4mg/kg/dose (12 horas)

* Paracetamol 15mg/kg/dose

* Rx. De complicação

- Aumentar a pressão intracraniana: infusão IV de manitol 0,5-1g/kg +

Inj. Frusemida 1mg/kg/dose (12 horas)

1 amp = 40mg = 2ml

10. CONVULSÃO FEBRIL

* Diazepam por via rectal

Utilizar 0,1 ml por cada kg de peso

Por exemplo, se o peso for 7 kg, administrar 0,7 ml

Em seguida, diluir até 3 ml no total (por exemplo, 0,7 ml + 2,3 ml D/W)

* Tab. Diazepam

1mg/kg/dia (TDS)

* Syp. Paracetamol 15mg/kg/dose

* Supositório de paracetamol: 15mg/kg/dose (se a temperatura for >101° F)

* Syp. Amoxicilina 50mg/kg/dose 9TDS)

1 TSF = 120mg ou

Syp. Cefotaxima 8mg/kg/dose (BD)

* Tranquilidade

* Aconselhamento

Nota sobre convulsão febril:

- Idade: 6 meses a 6 anos, idade máxima 18 meses

- História familiar

- Mais homens do que mulheres

- Infeção: 90% dos casos

- As convulsões ocorrem com um aumento rápido da temperatura

- Início nas 24 horas seguintes à doença

11. TETANUS

* NPO TFO

* Inf. 5% ou 10% DA IV

* Inj. Tetanus Immune Globulin (TIG) 1 amp em cada nádega stat

* Inj. C-Penicilina (Penicilina G potássica)

1   lac unidade/kg/dia (6 horas)

- Inj. Diazepam 3 mg/kg/dose IV (de 6 em 6 horas)

Ou

Inj. Midazolam 0,2mg/kg

12. GLOMERULONEFRITE AGUDA (AGN)

* Repouso na cama

* Restrição de fluidos:

Superfície corporal x 400ml + produção do dia anterior

* Antibiótico:

Fenoximetilpenicilina: 50mg/kg/dia (de 6 em 6 horas)

1 comprimido = 125mg/1 comprimido = 250mg

- Controlo do edema: restrição de sal, sem adição de sal

Tab. Frusemida 2-4mg/kg/dia (BD)

1   comprimido = 40mg

- Controlo da PA: Tab. Nifedipina 10mg (0,6mg/kg/dia)

13.SÍNDROME NEFRÓTICA (NS)

- Repouso na cama

- Restrição de sal e água se houver edema

- Tab. Frusemida

1-2 mg/kg/dia (BD)

+

Tab. Espironolactona

2-3 mg/kg/dia (BD)

- Prednisolona

$60mg/m^2$ área de superfície corporal/dia em 3 doses divididas até a urina ficar isenta de proteínas.

Depois, $60mg/m^2$ /dia em dose única todos os dias alternativos durante 3-6 meses

- Se a recaída for frequente

- Prednisolona 2 mg/kg/dia até a urina ficar isenta de proteínas durante 3 dias consecutivos Seguido de um dia alternativo de 0,5-1mg/kg/dia durante semanas

- Ciclofosfamida 2mg/kg/dia (de 8 em 8 horas)

- Antibiótico: Fenoximetilpenicilina 50mg/kg/dia (de 6 em 6 horas)

14. ASMA BRÔNQUICA

- Salbutamol

- Oral: 0,2mg/kg/dia (TDS)

- Syp. 1 TSF = 2mg, Tab = 2mg, 4 mg

- Inalador: 2 baforadas de 12 em 12 horas

- Nebulização: 0,15-0,3 mg/kg/dose

- 1 Nabule = 2,5mg

1   ml de solução = 5mg

• Salmeterol: 2 inalações de 12 em 12 horas

• Hidrocortisona: 3-4 mg/kg/dose (4-6 horas)

1   frasco = 100mg

- Prednisolona: 1-2 mg/kg/dia (TDS)

1   comprimido = 5mg

- Aminofilina: DL-5mg/kg seguido de 0,5mg/kg/hora

1 ml = 25mg

• Beclometasona: 1-2 inalações de 6 em 6 horas

• Fluticasona: 50-100 ugm (BD)

• Sulfato de magnésio: 25-50 mg/kg 9Inj. 5ml = 2,5mg)

• Cetotifeno: 1 mg BD com alimentos (asma com reação alérgica)

1 comprimido = 1 mg

15. ASCARÍASE

- Levamisole

3mg/kg/dose (dose única)

1   TSF = 40mg

2   Tab = 40 mg

Dose para adultos = 3 comprimidos

Ou

Mebendazol

100 mg de 12 em 12 horas durante 3 dias

3   TSF = 100mg

ou

Pamoato de pirantel

11mg/kg/dose (dose única)

16. DIARRÉIA

\#   Aguda: <14 dias

\#   Persistente: >14 dias

\#   Disenteria: Passes de sangue

Nenhum sinal de desidratação: Home Mx. 3 tríade dourada

a)   Mais fluido

>   2 anos: 10-20 TSF (50-100ml) após cada movimento

>   2-5 anos: 20-40 TSF (100-200ml) após cada movimento

>   5 anos: tanto quanto ele/ela bebe

b)   Mais alimentos

c)   Conhecimento de referência

Muitas fezes líquidas Vómitos repetidos

-    Mark empurra

-    Comer e beber mal

-    Febre e fezes moles

Alguns sinais de desidratação

•   SRO: 75mg/kg durante 4 horas Ou

Por/kg = por/TSF de 15 em 15 minutos até 4 horas

• Correção intravenosa se:

Alguma desidratação + 3 ou mais vómitos + taxa de purga elevada (15 purgas/hora) + ílio paralítico iminente (distensão abdominal) + intolerância à lactose

• Cálculo da queda: <u>75 x pesos=</u> ...d/m

4 x 4 (horas)

- Medicamento:

- <6 meses: Syp. Eritromicina 40-50mg/kg/dia (6 horas) Eritronicina gota pediátrica 1 gota = 40ng (1 nl = 15 gotas) >6 mês: Syp. Azitromicina 10-20 mg/kg/dia uma vez por dia (1 TSF = 200mg)

- Syp. Sulfato de zinco mono-hidratado: 2-3 mg/kg/dia de 8 em 8 horas (1 TSF = 10mg)

- Syp. Cloreto de potássio: 3mmol/kg/dia 8-12 horas (1 TSF = 10mg)

- Syp. Ondansetron: 0,2mg/kg/dose 8-12 horas (1 TSF = 4 mg, 1 Tab = 4mg/8mg, Inj. 1 ml = 2mg)

- Syp. Metronidazol: 30 mg/kg/dia de 8 em 8 horas (1 TSF = 200mg)

- Vitamina A:

o <6 meses: 50 mil

o 6 meses-1 ano: 1 unidade lac

o >1 ano: 2 lac unit

Se Disenteria

• Syp.

Cotrimoxazol/Ciprofloxacina/Azitromicina/Cefradina/Cefixima/Fluclo xacilina

Desidratação grave

• Fluido IV 100ml/kg

- Com menos de 1 ano, a correção deve ser feita no prazo de 6 horas

Idade	Primeiro, administrar 30 ml/kg em	Os 70ml/kg em
<1 ano	1 hora	5 horas
>1 ano/mais velho	0,5 horas (30 minutos)	2½ horas

- <6 meses: Syp. Eritromicina 40-50mg/kg/dia (6 horas) Eritromicina gota pediátrica 1 gota = 40mg (1 ml = 15 gotas)

- >6 meses: Syp. Azitromicina 10-20 mg/kg/dia uma vez por dia (1 TSF = 200mg)

ou

Syp. Cefaclor 20mg/kg/dia de 12 em 12 horas (1ml = 40mg)

Ou

Syp. Ofloxacina: 15mg/kg/dia, de 12 em 12 horas, durante 10 dias

17.QUASE AFOGAMENTO

- RCP, se necessário

- Inalação de oxigénio de alto débito

- Posição lateral esquerda

- Manter o bebé quente

- Fluido intravenoso NS

- Se Convulsão: Inj. Fenobarbitona LD: por/kg = por/ml stat MD: 1/8th da dose de carga 12 horas

- Antibiótico: Inj. Amoxicilina 50mg/kg/dia em 3 doses divididas

Quase afogamento: Se o doente não morrer no prazo de 24 horas Afogamento: Se o doente tiver de morrer nas 24 horas seguintes

18. MALÁRIA

- Tab. Cloroquina: 25mg/kg/dose - 3 dias de programação - 1st dia - 10mg/kg/dose em dose única P/C - 2nd dia - 7,5mg/kg/dose em dose única P/C - 3rd dia - 7,5mg/kg/dose em dose única P/C

- 4th dia - Tab. Primaquina: 1 mg/kg em dose única

Rx. Falha na Malária

- Dia 1 - Quinino 10mg/kg/dose (TDS)

- Dia 2 - Quinino 10mg/kg/dose (TDS)

- Dia 3 - Quinino 10mg/kg/dose (TDS)

+

Sulfadoxima e pirametamina

(Sulfadoxima: 25mg/kg)

(Pirametamina: 1,25mg/kg dose única)

- Dia 4 - Primaquina 1mg/kg/dose em dose única

19. FEBRE ENTERICA

- Inj. Ceftriaxona 100mg/kg/dia durante 14 dias

Ou

Inj. Ceftriaxona 100mg/kg/dia durante 7 dias +

Syp. Cefixima 10mg/kg/dia de 12 em 12 horas (1 TSF - 100mg)

- Syp. Paracetamol

- Esponja tépida

20. ENVENENAMENTO POR QUEROSENE

- NPO TFO

- Inalação de oxigénio

- Infusão intravenosa: Inf. Soro fisiológico para bebés

- Antibiótico: Inj./Syp. Amoxicilina

- Inj. Ranitidina 5mg/kg/dose (8-12 horas)

1 TSF = 75 mg

21. DOSAGEM DE DOPAMINA

10 ug/kg/min.

Exemplo, se o peso for 20 kg

Então, 20 x 10 = 200 ug/min

= 200 x 60 ug/hora

= (200 x 60)/1000 mg/hora

= 12 mg/hora

Sabemos que 40 ug = 1 ml

Assim, 1 ug = 1/40 ml

Portanto, 12 ug = (1 x 12)/40 = 0,3 ml

Como dar?

20 ml/kg/horas em SN

Se o peso for 20 kg, 20 x 20 = 400 ml

+

0,3 ml (dopamina)

= 400,3 ml/hora

Cálculo de queda

Nós sabemos,

Total de fluidos/(4 x horas)

Portanto, 400,3 ml/(4 x 1 horas) = 100 d/ml

Capítulo 2

Cirurgia e assuntos afins

Cirurgia

- **ABDÓMEN AGUDO*****

- Exacerbação aguda da doença da úlcera péptica (DPU)

- Colecistite aguda

- Colelitíase aguda

- Coledocolitíase aguda

- Apendicite aguda

- Pancreatite aguda

- Volvulus, estrangulamento, intussusceção

- Hérnia obstruída

- Ascaridíase biliar

- Icterícia obstrutiva

1. **FERIMENTO NA CABEÇA**

- NOP TFO

- Inalação de oxigénio, se necessário

- Inf. NS 3000cc IV stat @ 30 d/m

- Inj. Ceftriaxona 1 gm 1 ampola IV stat e diariamente ou de 12 em 12 horas

- Inj. Omeprazol 40mg 1 ampola IV de hora a hora e de 12 em 12 horas

- Inj. Ketorolac 30mg 1 amp IM stat & 12 hourly/8 hourly

- Inj. Dexametasona 1 amp IV stat & 6 hourly

- Inj. Fenobarbitona 1 amp IM stat & ½ (0,5) amp 12 horas

- Cateterismo, se necessário

Se a ferida cortante estiver presente, então,

- Inj. Toxoide tetânico (TT) 1 amp IM stat

- Inj. Tetanus Immune Globulin (TIG) 1 amp IM stat

Nota sobre a investigação:

- Tomografia computorizada do cérebro

2.   AGRESSÃO FÍSICA (PA)

- Cap. Cefradina 500mg/Flucloxacilina 500mg

1+1+1+1

- Cap. Omeprazol 20mg

1+0+1 A/C

- Tab. Cetorolac 10mg/Diclofenac 50mg

3.   FERIMENTO POR CORTE MACIÇO/AGRESSÃO FÍSICA (PA)

- NOP TFO

- Inf. NS 3000cc IV stat @ 30 d/m

- Inj. Ceftriaxona 1 gm 1 ampola IV stat e diariamente ou de 12 em 12 horas

- Inj. Omeprazol 40mg 1 ampola IV de hora a hora e de 12 em 12 horas

- Inj. Ketorolac 30mg 1 amp IM stat & 8 hourly

- Inj. Toxoide tetânico (TT) 1 amp IM stat

- Inj. Tetanus Immune Globulin (TIG) 1 amp IM stat

- Em seguida, coser no local necessário

Material de sutura:

-   Prolin/Silk (corpo de corte) - para a pele

-   Vicryl (R/B) - para o músculo

4. FERIMENTO COM PEQUENO CORTE

-   Cap. Cefradina 500mg/Flucloxacilina 500mg

1+1+1+1

-   Cap. Omeprazol 20mg

1+0+1 A/C

-   Tab. Ketorolac 10mg/Diclofenac 50mg (Inj. Ketorolac se se queixar de mais dor)

-   Tab. Vitamina C 250mg

1+1+1

-   Inj. Toxoide tetânico (TT) 1 amp IM stat

-   Inj. Tetanus Immune Globulin (TIG) 1 amp IM stat

5. CASO AGUDO DE INTESTINO/EMERGÊNCIA AGUDA

(Perfuração Intestinal/Intestinal

Obstrução/Vólvulo/Estrangulamento/Intussusceção/Aguda

Apendicite/Hérnia obstruída)

-   NOP TFO & NG aspiração (obrigatória) de meia em meia hora

-   Inf. NS 2000cc + 5% DNS IV stat @ 30 d/m

-   Inj. Ceftriaxona 1 gm 1 ampola IV stat e diariamente ou de 12 em 12 horas Ou

Inj. Ciprofloxacina 1 saco IV de hora a hora e de 12 em 12 horas

-   Inj. Metronidazol 1 frasco IV de hora a hora e 8 horas

-   Inj. Omeprazol 40 mg 1 ampola IV de hora a hora e de 12 em 12 horas

-   Inj. Cloridrato de Tramadol 1 amp IM stat & 12 hourly

Ou

Inj. Metilsulfato de Tiemónio 1 amp IM de hora a hora e 8 horas

• Em caso de obstrução intestinal, H/O sem defecação por períodos prolongados, administrar supositório de glicerina 4 stick P/R stat

Nota sobre a investigação:

• Radiografia simples do abdómen em posição erecta, incluindo as duas cúpulas do diafragma

• USG de todo o abdómen

• Agrupamento sanguíneo e compatibilidade cruzada

6. um caso de SISTEMA HEPATO-BILIAR

(Colecistite aguda/Colelitíase aguda/Coledocolitíase aguda/Pancreatite aguda/Ascaríase biliar/Icterícia obstrutiva)

• NOP TFO & NG aspiração (obrigatória) de meia em meia hora

• Inf. NS 2000cc + 5% DNS IV stat @ 30 d/m

• Inj. Cefuroxima 1 ampola IV stat & 12 horas/8 horas

• Inj. Metronidazol 1 frasco IV de hora a hora e 8 horas

• Inj. Omeprazol 40 mg 1 ampola IV de hora a hora e de 12 em 12 horas

• Inj. Metilsulfato de Tiemónio 1 amp IM stat & 8 hourly Ou

Inj. Brometo de butilo de hioscina 1 amp IM de hora a hora e de 8 em 8 horas

+

Inj. Cloridrato de Drotaverina 1 amp IM de hora a hora e de 8 em 8 horas

• Em caso de Ascaridíase Biliar

- Tab. Levamisole 3 comprimidos stat

Nota sobre a investigação:

- S. Amilase

- USG de todo o abdómen

7. QUEDA ACIDENTAL DE ALTURA

- Dieta: Se inconsciente, então NPO TFO com Inf. NS e, se consciente, dieta normal

- Tab. Cefuroxima 500mg

1+0+1

ou

Tab. Cefradina 500mg

1+1+1+1

- Tab. Omeprazol 20mg

1+0+1 A/C

- Tab. Naproxeno

1+1+1 P/C

- Tab. Baclofeno (relaxante muscular)

1+0+1

Nota sobre a investigação:

- Radiografia simples da coluna vertebral L/S em ambas as vistas
- Por vezes, raio X de T/L em ambas as vistas

8. ABSCESS

- Incisão e drenagem
- Cap. Cefradina 500mg 1+1+1+1

+

Cap. Flucloxacilina 500 mg 1+1+1+1

- Cap. Omeprazol 20mg 1+0+1 A/C
- Tab. Cetorolac 10mg/Diclofenac 50mg

- Tab. Vitamina C 250mg 1+1+1

- Molho normal

9. ÚLCERA

- Cap. Cefradina 500 mg 1+1+1+1

ou

Cap. Flucloxacilina 500mg 1+1+1+1+1

- Cap. Omeprazol 20mg 1+0+1 A/C

- Tab. Cetorolac 10mg/Diclofenac 50mg

- Tab. Vitamina C 250mg

1+1+1

10 .RETENÇÃO DE URINA/ESTRUTURA DA URETRA

Rx. principal É:

- Tentativa de cateterismo - tentar 1 vez

- Punção supra púbica (por soro fisiológico)

- Cistostomia supra púbica

Medicamento:

- Tab. Ciprofloxacina 500mg 1+0+1

- Cap. Omeprazol 20mg 1+0+1 A/C

- Tab. Cetorolac 10mg/Diclofenac 50mg (em caso de dor)

11 . AUMENTO BENIGNO DA PRÓSTATA (BEP)

- O Rx principal é operativo

- Cateterismo inicial

- Tab. Cloridrato de tansulosina 0,4 mg 0+0+1

- Tab. Ciprofloxacina

- Tab. Omeprazol

- Rx sintomático

12 .HÉRNIA E HIDROCELE

- O Rx principal é operativo

Mas inicial:

- Tab. Levamisole 3 comprimidos stat

- Inj. Vacina contra o toxoide tetânico (Tetavax) 1 amp IM stat

- Cap. Omeprazol 20mg

1+0+1 A/C

- Rx sintomático

13 .DOENÇA VASCULAR PERIFÉRICA (DVP)

- Dieta: Normal

- Evitar o tabaco

- Cap. Cefradina 500mg

1+1+1+1

- Cap. Omeprazol 20mg

1+0+1 A/C

- Tab. Pantoxifilina 400mg

1+0+1

- Tab. Cinnarizina

1+1+1

- Tab. Diclofenac 50mg (em caso de dor)

- Tab. Diazepam

0+0+1

14 .HEMORRÓIDAS/FISSURA ANAL/PROLAPSO RECTAL

* Tab. Metronidazol

1+1+1

* Cap. Omeprazol 20mg

1+0+1 A/C

* Tab. Metilsulfato de Tiemónio/Diclofenac (em caso de dor)

* Tab. Ácido fólico

1+0+1

* Tab. Levamisole 3 comprimidos stat

* Syp. Lactulose

4 TSF x BD

* Banho de anca (3 vezes por dia e depois de defecar)

* (Cloridrato de Cinchocaína 0,5% + Esculina 1% + Hidrocortisona + Sulfato de Neomicina) Pomada

Aplicar antes e depois de defecar

15. ABCESSO PERI-ANAL

* Cap. Cefradina 500mg

1+1+1+1

ou

Cap. Flucloxacilina 500mg

1+1+1+1

* Tab. Metronidazol 400mg

1+1+1

* Cap. Omeprazol 20mg

1+0+1 A/C

* Tab. Cetorolac 10mg/Diclofenac 50mg

* Tab. Vitamina C 250mg

1+1+1

* Banho de anca (3 vezes por dia e depois de defecar)

16. PREPARAÇÃO INTESTINAL PARA A CIRURGIA

(Fecho de colostomia, hemicolectomia e outros)

Rx. Durante 3 dias

* Dieta: Pouco residual (pão, leite, dieta líquida)

* Syp. Lactulose

4 TSF x BD

* Tab. Ciprofloxacina 500mg

1+0+1

* Tab. Metronidazol 400mg

1+1+1

* Enema simplex 12 horas

17. preparação do intestino para urografia intravenosa (uv) Durante 3 dias

* Dieta: Pouco residual (pão, leite, dieta líquida)

* Syp. Lactulose

4 TSF x BD

- Tab. Carvão ativado (Ultra-carbono)

2+2+2

Oftalmologia

1. **CATARATA RELACIONADA COM A IDADE (ARC)**

* Dieta: Normal

* E/D. Cloranfenicol

1   gota x 6 horas

* Tab. Ranitidina 150mg

1+0+1 A/C

* Tab. Diazepam 0+0+1

* Tab. Ibuprofeno 1+0+1 P/C

* Tab. B/C 1+0+1

2. **DACROCISTITE CRÓNICA (CDC)**

* Dieta: Normal

* E/D. Cloranfenicol 1 gota x 6 horas por dia

* Cap. Amoxicilina 500mg

1+1+1

* Tab. Ranitidina 150mg

1+0+1 A/C

* Tab. Diazepam 0+0+1

* Tab. B/C

1+0+1

3. **GLAUCOMA CONGESTIVO AGUDO**

* Dieta: Normal

* E/D. Cloridrato de pilocarpina (terapia intensiva com pilocarpina) 1 gota a cada minuto durante 5 minutos

1 gota de 5 em 5 minutos durante 15 minutos

1 gota de 15 em 15 minutos durante 30 minutos

1 gota de 30 em 30 minutos durante 2 horas, depois, 1 gota x 12 horas

ou,

1 gota x 4 horas

* Tab. Acetazolamida

1+1+1

* Tab. Cloreto de potássio

1+1+1

* E/D. Maleato de Timolol

1 queda x 12 por hora

* Tab. Ranitidina 150mg

1+0+1 A/C

* Tab. Cetorolac 10mg/Diclofenac 50mg (em caso de dor)

* E/D. Dexametasona 0,1%

1 queda x 4 horas

4. ÚLCERA FÚNGICA DA CÓRNEA

* Repouso na cama

* Utilizar óculos de sol, evitar a água

* Dieta: Normal

* E/D. Natamicina

1 gota x 3 horas

- E/D. Moxifloxacina

1 gota x 3 por hora

- E/D. Atropina

1   gota x 3 por hora

- E/D. Clotrimazol

Na hora de dormir

- Tab. Levofloxacina 500 mg 0+1+1

- Tab. Fluconazol 50mg 0+1+0

- Tab. Ranitidina 150mg

1+0+1 A/C

- Tab. Cetorolac 10mg 1+0+1 P/C

- Tab. Vitamina C 250mg 1+0+1

- Tab. Diazepam 0+0+1

5. CERATITE VIRAL

- Dieta: Normal

- E/D. Aciclovir

1   gota a gota x 6 horas por dia durante 3 semanas

- E/D. Cloranfenicol

1   queda x 4 horas

- E/D. Atropina

1 gota x 8 horas

- Analgésicos

- Tab. Ranitidina 150mg

1+0+1 A/C

- Tab. B/C

1+0+1

- Tab. Vitamina C 250mg

1+0+1

6. LESÃO OCULAR

- Dieta: Normal

- Hemostasia, se necessário

- Administrar uma compressa para os olhos após um penso adequado e uma pomada antibiótica

- Antibiótico

- Tab. Ranitidina 150mg

1+0+1 A/C

- Tab. Cetorolac 10mg

1+0+1 P/C

- Tab. Vitamina C 250mg

1+0+1

- Tab. Diazepam

0+0+1

Otorrinolaringologia

1.   EPISTAXIS

- Pressão sobre a base do nariz

- Gelo sobre a ponte nasal (se H/O trauma)

- Inj. Ácido Tranexâmico 3 amp IV stat & SOS

- Cloridrato de xilometazolina 0,1% gota nasal

5 gotas em cada narina x 3 vezes por dia

- Inf. H/S 1000cc IV

- Antibiótico - Inj. Amoxicilina/Cloxacilina

- Tab. Loratidina

0+0+1

- Tab. Diazepam 0+0+1

- Medição da tensão arterial se o doente for hipertenso

2. CORPO ESTRANHO (F.B) LARINGE/TRAQUEIA

- NPO TFO

- Inj. Dexametasona 1 amp IV stat e 6 horas por dia (para evitar edema da laringe)

- Infusão intravenosa

- Antibiótico

- Analgésicos

- H_2 Blocker

- Aconselhamento: Radiografia dos tecidos moles do pescoço A/P e vista lateral

3. CORPO ESTRANHO (F.B) FARINGE/ESÓFAGO

- NPO TFO

- Infusão intravenosa

- Tab. Omeprazol

- Analgésicos

- H_2 Blocker

- Aconselhamento: Radiografia dos tecidos moles do pescoço A/P e vista lateral

4. EPIGLOTITE AGUDA

- Inj. AmoxicilinaFlucloxacilm

- Inj. Ranitidina/Omeprazol

- Tab. Malato de clorfeniramina

1+0+1

- Tab. Diazepam

0+0+1

^ **Nota sobre o diagnóstico:**

- Rouquidão da voz

- Disfagia

- Ao exame, achados da epiglote: Espessa, inchada, inflamada

5. **PENDURAR**

1st para ver o estridor: se presente - Traqueostomia

- NPO TFO

- Inalação de oxigénio

- Infusão IV

- Inj. Dexametasona 1 amp IV stat e 6 horas por dia (para evitar edema da laringe)

- Inj. Ceftriaxona 1gm

- Inj. Omeprazol 40mg

- Inj. Cetorolac

- Inj. Fenobarbitona 1 amp IM stat & ½ amp 12 hourly

6. **DESVIO DO SEPTO NASAL (DNS)**

- Cap. Amoxicilina

- Cap. Omeprazol

- H$_2$ Blocker

- Analgésicos

- Cloridrato de xilometazolina 0,1% gota nasal

5 gotas em cada narina x 2 vezes por dia

7. OTITE MÉDIA CRÓNICA DE SUPORTE (CSOM)

* Tab. Ciprofloxacina

* Tab. Paracetamol

* Cap. Omeprazol

* H_2 Blocker

* Gota auricular de cloridrato de gentamicina: 3 gotas no ouvido afetado x 3 vezes por dia

8. RUPTURA TRAUMÁTICA DA MEMBRANA TIMPÂNICA (TM)

* Inj. Cefradina

* Inj. Ranitidina

* Inj. Diclofenac

* Tab. Malato de clorfeniramina

1+0+1

* Tab. Domperidona 10mg

1+0+1

* Tab. Diazepam

0+0+1

* Gota auricular de cloridrato de gentamicina: 3 gotas no ouvido afetado x 3 vezes por dia

9. CRESCIMENTO SUB-MANDIBULAR

* Cap. Amoxicilina

* Cap. Omeprazol

* Tab. Levamisole 3 comprimidos stat

* Tab. Malato de clorfeniramina

1+0+1

- Tab. Ácido fólico

1+0+1

- Colutório de iodopovidona: 3 TSF em 1 copo de água e gargarejar 3 vezes por dia

10.MASSA NASAL COM BATIDA

- Cap. Amoxicilina

- Cap. Omeprazol

- Tab. Levamisole 3 comprimidos stat

- Tab. Paracetamol

- H_2 Blocker

- Cloridrato de xilometazolina 0,1% gota nasal

3 gotas em cada narina x 2 vezes por dia

11. RINOSPORIDIOSE

- Tab. Dapsona 100mg

1+0+0

- Cap. Omeprazol 20mg

1+0+1 A/C

- Tab. Malato de clorfeniramina

1+0+1

- Tab. Diazepam

0+0+1

- Tab. B/C

1+0+1

- Cloridrato de xilometazolina 0,1% gota nasal

3 gotas em cada narina x 2 vezes por dia

12. BÓCIO NODULAR

- Tab. Ciprofloxacina 500mg

1+0+1

- Cap. Omeprazol 20mg

1+0+1 A/C

- Tab. Malato de clorfeniramina

1+0+1

- Tab. Diazepam

0+0+1

- Tab. B/C

1+0+1

- Tab. Ácido fólico

1+0+1

Nota sobre a investigação:

- USG da tiroide

T_3, T_4, TSH

- FNAC da tiroide

13. LINFADENOPATIA CERVICAL

- Tab. Ciprofloxacina 500mg

1+0+1

- Cap. Omeprazol 20mg

1+0+1 A/C

- Tab. Malato de clorfeniramina

1+0+1

- Tab. Diazepam

0+0+1

- Tab. Ácido fólico 1+0+1

14   .ABCESSO DA PARÓTIDA

- Cap. Cefradina 500mg 1+1+1+1

- Inj. Gentamicina 8 horas

- Tab. Ranitidina 150mg 1+0+1 A/C

- Tab. Diclofenac

1+0+1 P/C

- Tab. Diazepam 0+0+1

15   . SINUSITE MAXILAR

- Cap. Cefradina 500mg 1+1+1+1 durante 7 dias

- Tab. Cetirizina 0+0+1 durante 7 dias

- Tab. Pantoprazol 20mg 1+0+1 durante 15 dias

- Cloridrato de xilometazolina 0,1% gota nasal

3 gotas em cada narina x 2 vezes por dia

- Tab. Paracetamol 500mg

1+0+1

Capítulo 3

Ginecologia e Obstetrícia

Ginecologia

- **DOENTES COMUNS EM GINECOLOGIA**

- Hemorragia vaginal/pélvica (PV)

- Aborto incompleto/Ameaça de aborto

- Hemorragia uterina disfuncional (DUB)

- Prolapso genital

- Rasgão perineal

- Gravidez ectópica

- Fístula Vesicovaginal (VVF)

1. HEMORRAGIA VAGINAL/PÉLVICA (PV)

- NPO TFO

- Inf. H/S 2000cc + 5% DA 1000cc IV stat @ 30 d/m

- Inj. Cefradina 500 mg 1 ampola IV e 6 horas por dia

- Inj. Ranitidina 1 amp IV stat & 12 hourly

- Inj. Metilsulfato de Tiemónio 1 amp IM de hora a hora e 8 horas

- Inj. Ácido Tranexâmico 1 amp IV a cada 8 horas

- Transfusão de sangue, se necessário

Nota sobre a investigação:

- USG do perfil de gravidez (se estiver grávida)/USG do abdómen inferior

- Grupos sanguíneos e compatibilidade cruzada

2. ABORTO INCOMPLETO

Nota: se a hemorragia P/V for grande, a Rx. Como acima, mas o antibiótico deve ser a combinação de Ciprofloxacina e Metronidazol.

- NPO TFO

- Tab. Ciprofloxacina 500mg

1+0+1

- Tab. Metronidazol 400mg

1+1+1

- Tab. Pantoprazol 20mg

1+0+1 A/C

- Cap. Ácido tranexâmico

1+1+1

- Tab. Metilsulfato de Tiemónio

1+1+1

- Tab. Ácido fólico

1+0+1

- Tab. B/C

1+0+1

Nota sobre a investigação:

- USG do abdómen inferior

- Grupos sanguíneos e compatibilidade cruzada

^ **Nota sobre a gestão:**

- Se necessário, obter sangue

3. AMEAÇA DE ABORTO

- Dieta: Normal

- Cap. Cefradina 500mg

1+1+1+1

- Tab. Pantoprazol 20mg

1+0+1 A/C

- Tab. Metilsulfato de tiemónio 1+1+1

- Tab. Ácido fólico

1+0+1

- Tab. B/C

1+0+1

- Em caso de hemorragia - Cap. Ácido Tranexâmico 1+1+1

Nota sobre a investigação:

- USG do perfil de gravidez

4. ÚTERO DUB/FIBROIDE

- Dieta: Normal

- Tab. Ciprofloxacina 500mg

1+0+1

- Tab. Metronidazol 400mg

1+1+1

- Tab. Omeprazol 20mg

1+0+1 A/C

- Tab. Metilsulfato de Tiemónio (em caso de dor)

1+1+1

- Tab. Ácido fólico

1+0+1

- Tab. B/C

1+0+1

Nota sobre a investigação:

- USG do abdómen inferior

5. PROLAPSO GENITAL

- Dieta: Normal
- Tab. Ciprofloxacina 500mg 1+0+1
- Tab. Metronidazol 400mg

1+1+1

- Tab. Omeprazol 20mg

1+0+1 A/C

- Em caso de obstipação, Syp. Lactulose

3 TSF x TDS

- Tab. Metilsulfato de Tiemónio (em caso de dor) 1+1+1
- Tab. Ácido fólico

1+0+1

- Tab. B/C

1+0+1

6. GRAVIDEZ ECTÓPICA

- Cap. Cefradina 500mg

1+1+1+1

- Tab. Metronidazol 400mg

1+1+1

- Tab. Pantoprazol 20mg

1+0+1 A/C

- Tab. Diclofenac 50mg

1+0+1 P/C

- Tab. Ácido fólico

1+0+1

- Tab. B/C

1+0+1

- Em caso de rutura de uma gravidez ectópica 1st avaliar a caraterística de choque da doente e tratá-la de acordo com o seu estado.

7. LARGA PERINEAL

Nota: A laceração do períneo deve ser reparada no prazo de 24 horas, caso contrário, deve ser reparada 3 meses mais tarde.

- Cap. Cefradina 500mg

1+1+1+1

- Tab. Metronidazol 400mg

1+1+1

- Tab. Pantoprazol 20mg

1+0+1 A/C

- Tab. Diclofenac 50mg

1+0+1 P/C

- Tab. Ácido fólico

1+0+1

* Tab. B/C

1+0+1

8. FÍSTULA VESICOVAGINAL (FVF)

* Dieta: Normal

* Tab. Ciprofloxacina 500mg

1+0+1

* Tab. Omeprazol 20mg

1+0+1 A/C

* Tab. Ácido fólico

1+0+1

* Tab. B/C

1+0+1

9. DOENÇA INFLAMATÓRIA PÉLVICA (PID)

* Descanso adequado

* Analgésico

* Antibiótico -Amoxicilina/Doxiciclina/Tetraciclina

Se não houver resposta em 48 horas, é necessário hospitalizar

* NPO TFO

* Canal IV aberto e todos os medicamentos devem ser administrados por via parentérica

* Inj. Ceftriaxona 1gm

1   frasco IV stat & daily

- Inj. Metronidazol 100ml

1	frasco IV a cada 8 horas

- Inj. Omeprazol 40mg

1	frasco IV stat e 12 horas

- Diclofenac Supositório

1	stick P/R/stat & SOS

Nota sobre a investigação:

-	Esfregaço vaginal elevado para coloração de Gram e C/S

-	Urina R/M/E

-	Sangue para análise (se houver febre)

Obstetrícia

- **DOENTES COMUNS EM OBSTETRÍCIA**
- Falha na progressão (FTP)
- Falha de progressão (FTP) com Toxemia Pré-Eclâmptica (PET)
- Falha de progressão (FTP) com eclâmpsia
- Eclâmpsia pós-parto
- Trabalho de parto obstruído
- Hemorragia anteparto (HAP)
- Hemorragia pós-parto (HPP)
- Choque
- Dispositivo intrauterino (DIU)
- Retenção de placenta
- **INDICAÇÃO DE C/S**
- H/O C/S anterior

- Trabalho de parto obstruído e indução médica falhada (FMI)

- Gravidez pós-datada

- Eclampsia

- RM com Oligohidrâmnio se AFI < 8 (na USG)

- Menos movimentos fetais

- Apresentação

- Brecha

- Transversal

1. FALHA NA PROGRESSÃO (FTP) COM ACHADO NORMAL/PARTO NORMAL

- Aguardar a NVD (fornecer a lista de NVD aos doentes)

- Cap. Cefradina 500mg

1+1+1+1

- Tab. Pantoprazol 20mg

1+0+1 A/C

- Conselhos: Grupos sanguíneos e compatibilidade cruzada

Durante a fase ativa do trabalho de parto

- Inf. H/S 1000cc IV @ 20 d/m

- Inj. Metilsulfato de Tiemónio 2 amp IM stat

- Esvaziamento da bexiga da Placenta

Após o parto e expulsão da placenta

- Inj. Oxitocina 4 amp em gota a gota ou 2 amp em gota e 2 amp em IM

- Tab. Misoprostol

1   Separador P/R stat

- Se PPH-Inj. Maleato de metilo ergometrina 1 amp IM stat

2.   FALHA DE PROGRESSÃO (FTP) COM TOXEMIA PRÉ-ECLÂMPTICA (PET)

- Dieta: Normal

- Tab. Pantoprazol 20mg

1+0+1 A/C

- Tab. Alfa Metildopa

1+1+1

se não estiver controlada, deve ser administrada uma dose

2+2+2 até pode dar 2+2+2+2

(Objetivo da PA - Sistólica 130-140mmhg; Diastólica-90-100mmhg)

- Tab. Nifedipina

1+0+1

- Tab. Diazepam

0+0+1

ou

Tab. Fenobarbitona 30mg

0+0+1

^ **Nota sobre o diagnóstico:**

- Aumento da tensão arterial

- Edema

3. ECLAMPSIA

- NPO TFO

- Inalação de oxigénio, se necessário

- Inf. H/S 1000cc IV @ 20 d/m

- Inj. Diazepam 1-2 amp diluir com 5cc D/W IV lentamente ao longo de 5 minutos

- Inf. Infusão de sulfato de magnésio a 4%

1st saco IV corrida

2nd saco metade a correr e outra metade a 12 d/m

- Inj. Cefradina 500mg

1   frasco IV de hora a hora e 6 horas

- Inj. Pantoprazol 40mg

1   frasco IV stat e 12 horas

Cateterismo contínuo

Atualizar o diagrama de E/S

^ **Nota sobre o diagnóstico:**

-    Aumento da tensão arterial

-    Edema

-    Convulsão

-    Inconsciência

^ **Nota sobre a gestão:**

-    Dispor o sangue em 2 a 3 sacos

-    Aconselhamento porque o estado do bebé não é bom

-    Doente pronto para a C/S

4.   ECLAMPSIA PÓS-PARTO

Quase o mesmo que o tratamento da eclâmpsia

5.   RETENÇÃO DE PLACENTA

Não tentar remover a placenta sem sangue & Senior General Mx

- Abrir um canal intravenoso

- Agrupamento sanguíneo e compatibilidade cruzada

- Transfusão de sangue compatível

- Cateterismo

Mx específico

- Em caso de hemorragia, a placenta deve ser libertada através de 2 ampolas de ocitocina IM stat e mensagem uterina

- Se a placenta estiver separada e retida - controlar a tração do cordão

- Se a placenta não estiver separada - remoção manual da placenta por G/A

- Se a placenta ficar retida com sépsis - esfregaço intrauterino para C/S e antibiótico de largo espetro

- Se apenas a placenta aderente mórbida - apenas antibiótico

6. DISPOSITIVO INTRA-UTERINO (DIU)

- Dieta: Normal

- Cap. Cefradina 500mg

1+1+1+1

- Tab. Pantoprazol 20mg

1+0+1 A/C

- Tab. Misoprostol

½ +0 +½

ou

Inj. Misoprostol 4 amp em 1000cc Hartsol em gotas

- Tab. Ácido fólico

1+0+1

- Tab. B/C

1+0+1

* Esperar a expulsão do bebé morto

* **Nota sobre a gestão:**

* Se necessário, obter sangue

7. PARTO OBSTRUÍDO

(Falha na indução médica, tentativa de fazer o parto em casa)

* NPO TFO

* Inf. 5% DA @ 30 d/m

* Inj. Ceftriaxona 1gm/Inj. Cefradina 500mg

* Inj. Ranitidina

* Cateterismo contínuo urgente

* Atualizar o gráfico do RTP

^ **Nota sobre o diagnóstico:**

- Inchaço/edema vulvar

- Bexiga distendida

- A cabeça do bebé está obstruída

^ **Nota sobre a gestão:**

- Aconselhamento

- Grupos sanguíneos e compatibilidade cruzada

- Pronto para C/S urgente

8. HEMORRAGIA ANTEPARTO (APH)

* NPO TFO

* Inf. H/S 1000cc + 5% DA 1000cc IV stat @ 30 d/m

* Inj. Cefradina 500 mg 1 ampola IV e 6 horas por dia

- Inj. Ranitidina 1 amp IV stat & 12 hourly

- Se dor: Inj. Metilsulfato de Tiemónio 1 amp IM stat & 8 hourly

- Se houver hemorragia: Inj. Ácido Tranexâmico 1 amp IV a cada 8 horas

- Cateterismo

- Atualizar o diagrama de E/S e o diagrama PTR

- Transfusão de sangue, se necessário

- Se a hemorragia não estiver controlada - Preparar o doente para uma C/S de emergência, obtendo o consentimento informado por escrito

9. HEMORRAGIA PÓS-PARTO (HPP)

- NPO TFO

- Inf. H/S 1000cc + 5% DA 1000cc IV stat @ 30 d/m

- Inj. Maleato de metil-ergometrina 1-2 amp IM stat

- Inj. Cefradina 500 mg 1 ampola IV e 6 horas por dia

- Inj. Ranitidina 1 amp IV stat & 12 hourly

- Se dor: Inj. Metilsulfato de Tiemónio 1 amp IM stat & 8 hourly

- Se houver hemorragia: Inj. Ácido Tranexâmico 1 amp IV a cada 8 horas

- Cateterismo

- Atualizar o diagrama PTR

- Transfusão de sangue, se necessário

10. HIPEREMESE GRAVÍDICA

- NPO TFO

- Inf. Hartsol 1000cc + 5% DA 1000cc (com 1 ampola de Vitamina B-50 forte + 1 ampola de ascoson em cada saco) IV stat @ 30 d/m

- Inj. Pantoprazol 40mg 1 ampola IV de hora a hora e de 12 em 12 horas

- Inj. Ondansetron 1 amp IV stat & 8 hourly

&/ou

Inj. Palonosetron 1 amp stat

• Inj. Diazepam 1 amp IM stat

11. CHOQUE

• Se o pulso não for palpável e a tensão arterial não puder ser registada, administrar Dopamina em gotas Inf. 5% DA 500cc + 2 amp Dopamina IV stat 6-8 d/m

• Se o choque hipovolémico se dever a uma perda excessiva de sangue, deve ser feita uma transfusão de sangue

Dar também, Inf. Hartsol 2000cc IV stat @ 30 d/m

• Se houver hemorragia, Inj. Ácido Tranexâmico 1 ampola a cada 8 horas

• Caso contrário, a Rx conservadora continua

• **NOTAS ESPECIAIS SOBRE OBSTETRÍCIA**

Se o bebé morrer antes ou depois do parto, é necessário administrar à mãe um medicamento para suprimir o leite materno.

- Tab. Bromocriptina 2,5 mg

1+0+1

^ Após C/S se se queixar de tosse

- Tab. Mebhidrolina

1+0+1

- Syp. (Dextrometorfano + Cloridrato de Pseudoefedrina + Cloridrato de Triprolidina)/Ambroxol

2 TSF x TDS

Após o parto, se não surgir leite materno

- Tab. Domperidona 10mg

2+2+2

-      Tab. Lactogénio

1+0+1 (se o doente puder pagar/for rico)

Bibliografia

[1]   Karim, M. R. (2015). *Especialização em Farmacologia*. Saarbrücken, Alemanha: LAP LAMBERT Academic Publishing.

[2]   Tripathi, K. D. (2008). *Essentials of Medical Pharmacology - Sixth Edition (Fundamentos de Farmacologia Médica - Sexta Edição)*. Nova Deli, Índia: Jaypee Brothers Medical Publishers (P) Ltd.

[3]   Whalen, K., Finkel, R., & Panaveli, T.A. (2014). *Revisões ilustradas de Lippincott - Sexta edição*. Filadélfia, EUA: Wolters Kluwer.

[4]   Sharma, K. K., & Sharma, H. L. (2009). *Principals of Pharmacology - Segunda Edição*. Nova Deli, Índia: Paras Medical Publishers.

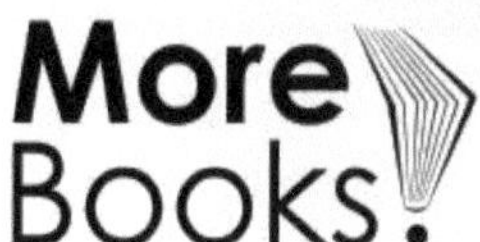
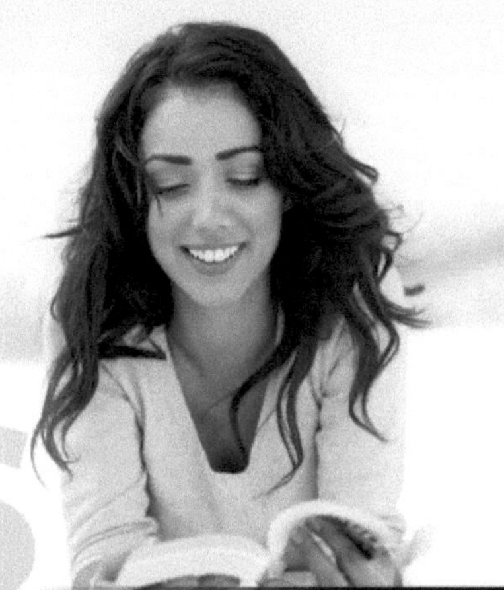

yes I want morebooks!

Buy your books fast and straightforward online - at one of world's fastest growing online book stores! Environmentally sound due to Print-on-Demand technologies.

Buy your books online at
www.morebooks.shop

Compre os seus livros mais rápido e diretamente na internet, em uma das livrarias on-line com o maior crescimento no mundo! Produção que protege o meio ambiente através das tecnologias de impressão sob demanda.

Compre os seus livros on-line em
www.morebooks.shop

info@omniscriptum.com
www.omniscriptum.com

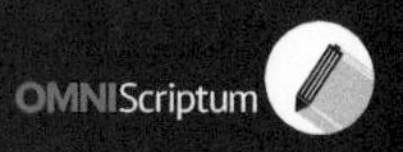

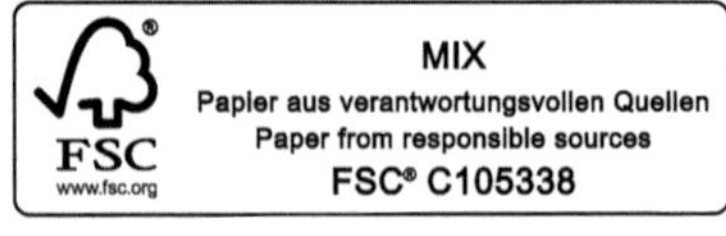

Printed by Books on Demand GmbH, Norderstedt / Germany